MANUAL CLÍNICO
FUNDAMENTOS DE ENFERMAGEM
FATOS ESSENCIAIS

NONA EDIÇÃO

VERONICA "RONNIE" PETERSON
BA, RN, BSN, MS

Manager of Clinical Support
University of Wisconsin Medical Foundation

Com 106 ilustrações

ELSEVIER

© 2017 Elsevier Editora Ltda.
Todos os direitos reservados e protegidos pela Lei nº 9.610 de 19/02/1998.
Nenhuma parte deste livro, sem autorização prévia por escrito da editora, poderá ser reproduzida ou transmitida sejam quais forem os meios empregados: eletrônicos, mecânicos, fotográficos, gravação ou quaisquer outros.

ISBN: 978-85-352-8708-0
ISBN versão eletrônica: 978-85-352-8941-1

CLINICAL COMPANION FOR FUNDAMENTALS OF NURSING: JUST THE FACTS, NINTH EDITION.
Copyright © 2017 by Elsevier, Inc. All rights reserved.
Previous editions copyrighted 2013, 2009, 2005, 2001, 1997, 1993, 1989, and 1985.

This adapted translation of Clinical Companion for Fundamentals of Nursing: Just the Facts, Ninth Edition by Patricia A. Potter, Anne Griffin Perry, Patricia A. Stockert, Amy M. Hall Frieden was undertaken by Elsevier Editora Ltda and is published by arrangement with Elsevier Inc.

Esta tradução adaptada de Clinical Companion for Fundamentals of Nursing: Just the Facts, Ninth Edition by Patricia A. Potter, Anne Griffin Perry, Patricia A. Stockert, Amy M. Hall Frieden foi produzida por Elsevier Editora Ltda e publicada em conjunto com Elsevier Inc.

ISBN: 978-0-323-39663-9

NANDA. Diagnósticos de Enfermagem da NANDA: Definições e Classificação 2015-2017. Porto Alegre: Artmed, 2015.

Capa:
Luciana Mello e Monika Mayer

Editoração Eletrônica:
SBNigri Artes e Textos Ltda.

Elsevier Editora Ltda.
Conhecimento sem Fronteiras

Rua da Assembleia, nº 100 – 6º andar – Sala 601
20011-904 – Centro – Rio de Janeiro – RJ
Rua Quintana, nº 753 – 8º andar
04569-011 – Brooklin – São Paulo – SP
Serviço de Atendimento ao Cliente
0800 026 53 40
atendimento1@elsevier.com
Consulte nosso catálogo completo, os últimos lançamentos e os serviços exclusivos no site www.elsevier.com.br

---

NOTA
Como as novas pesquisas e a experiência ampliam o nosso conhecimento, pode haver necessidade de alteração dos métodos de pesquisa, das práticas profissionais ou do tratamento médico. Tanto médicos quanto pesquisadores devem sempre basear-se em sua própria experiência e conhecimento para avaliar e empregar quaisquer informações, métodos, substâncias ou experimentos descritos neste texto. Ao utilizar qualquer informação ou método, devem ser criteriosos com relação a sua própria segurança ou a segurança de outras pessoas, incluindo aquelas sobre as quais tenham responsabilidade profissional.
Com relação a qualquer fármaco ou produto farmacêutico especificado, aconselha-se o leitor a cercar-se da mais atual informação fornecida (i) a respeito dos procedimentos descritos, ou (ii) pelo fabricante de cada produto a ser administrado, de modo a certificar-se sobre a dose recomendada ou a fórmula, o método e a duração da administração, e as contraindicações. É responsabilidade do médico, com base em sua experiência pessoal e no conhecimento de seus pacientes, determinar as posologias e o melhor tratamento para cada paciente individualmente, e adotar todas as precauções de segurança apropriadas.
Para todos os efeitos legais, nem a Editora, nem autores, nem editores, nem tradutores, nem revisores ou colaboradores, assumem qualquer responsabilidade por qualquer efeito danoso e/ou malefício a pessoas ou propriedades envolvendo responsabilidade, negligência etc. de produtos, ou advindos de qualquer uso ou emprego de quaisquer métodos, produtos, instruções ou ideias contidos no material aqui publicado.
O Editor

CIP-Brasil. Catalogação na fonte.
Sindicato Nacional dos Editores de Livros, RJ

F977　Fundamentos de enfermagem: Fatos Essenciais / Patricia A. Potter
　　　... [et. al.]; [tradução Ellen Cristina Bergamasco et. al.]. - 9. ed. - Rio
　　　de Janeiro: Elsevier, 2017.
　　　　il. ; 19 cm.

　　　Tradução de: Clinical companion for fundamentals of nursing:
　　　just the facts
　　　Inclui índice
　　　ISBN: 978-85-352-8708-0

　　　1. Enfermagem. I. Potter, Patricia Ann. II. Bergamasco, Ellen Cristina.

　　　　　　　　　　　　　　　　　　　　　　　　　　CDD: 610.73
17-41802　　　　　　　　　　　　　　　　　　　　　CDU: 616-083

Revisão Científica e Tradução

REVISÃO CIENTÍFICA

Ellen Cristina Bergamasco

Coordenadora da Pós Graduação de Auditoria em Serviços de Saúde do Instituto de Ensino e Pesquisa do Hospital Israelita da Saúde Albert Einstein

Professora convidada do Curso de Graduação em Medicina da Faculdade Israelita de Ciências da Saúde Albert Einstein

Professora Responsável pela disciplina de Semiologia e Semiotécnica em Enfermagem, disciplina de Enfermagem Clínica I - Enfoque em Diagnóstico de Enfermagem e disciplina de Práticas Atuais em Enfermagem do Curso de Graduação em Enfermagem da Faculdade Israelita de Ciências da Saúde Albert Einstein

Doutoranda em Saúde do Adulto pela Escola de Enfermagem da Universidade de São Paulo (EE USP)

Mestrado em Saúde do Adulto pela Escola de Enfermagem da Universidade de São Paulo (EE USP)

Graduação em Enfermagem pela Escola de Enfermagem de Ribeirão Preto da Universidade de São Paulo (EERP USP)

IV *Revisão Científica e Tradução*

TRADUÇÃO

Ellen Cristina Bergamasco (Cap. 1)

Coordenadora da Pós Graduação de Auditoria em Serviços de Saúde do Instituto de Ensino e Pesquisa do Hospital Israelita da Saúde Albert Einstein

Professora convidada do Curso de Graduação em Medicina da Faculdade Israelita de Ciências da Saúde Albert Einstein

Professora Responsável pela disciplina de Semiologia e Semiotécnica em Enfermagem, disciplina de Enfermagem Clínica I - Enfoque em Diagnóstico de Enfermagem e disciplina de Práticas Atuais em Enfermagem do Curso de Graduação em Enfermagem da Faculdade Israelita de Ciências da Saúde Albert Einstein

Doutoranda em Saúde do Adulto pela Escola de Enfermagem da Universidade de São Paulo (EE USP)

Mestrado em Saúde do Adulto pela Escola de Enfermagem da Universidade de São Paulo (EE USP)

Graduação em Enfermagem pela Escola de Enfermagem de Ribeirão Preto da Universidade de São Paulo (EERP USP)

Camila Takao Lopes (Caps. 11 a 19)

Professora Adjunta da Disciplina de Fundamentos do Cuidado de Enfermagem do Departamento de Enfermagem Clínica e Cirúrgica da Escola Paulista de Enfermagem (EPE) da Universidade Federal de São Paulo (UNIFESP)

Revisão Científica e Tradução **V**

Doutorado em Ciência pela Escola Paulista de Enfermagem (EPE) da Universidade Federal de São Paulo (UNIFESP)

Mestrado em Ciências pela Escola Paulista de Medicina da Universidade Federal de São Paulo (UNIFESP)

Especialista em Cardiologia pela Escola Paulista de Enfermagem (EPE) da Universidade Federal de São Paulo (UNIFESP)

Janaina Gomes Perbone Nunes (Caps. 2 a 10)

Doutorado em Ciências pela Escola de Enfermagem de Ribeirão Preto e Escola de Enfermagem da Universidade de São Paulo (USP)

Enfermeira

Tatiana Ferreira Robaina (Índice)

Doutorado em Ciências (Microbiologia) pela Universidade Federal do Rio de Janeiro (UFRJ)

Mestrado em Patologia pela Universidade Federal Fluminense (UFF)

Especialista em Estomatologia pela Universidade Federal do Rio de Janeiro (UFRJ)

Cirurgiã-dentista pela Universidade Federal de Pelotas (UFPel)

Prefácio

Quando comecei minha primeira experiência clínica como estudante, me senti sobrecarregada. Não havia tempo para memorizar valores laboratoriais, conversões métricas ou dezenas de outros fatos que eu precisava saber. Assim, eu compilei um caderno pequeno com essas informações e carreguei-o comigo por toda parte. Mais tarde, como estudante de pósgraduação buscando meu título de mestre, eu ensinei estudantes de Enfermagem que estavam enfrentando o mesmo problema.

Para eles e para você, eu compilei aqueles gráficos, figuras, números e abreviaturas difíceis de memorizar que você deve saber, mesmo em sua primeira experiência clínica. Eu adicionei algumas listas de verificação úteis para a avaliação física e uma variedade de outras informações úteis.

Manual Clínico para Fundamentos de Enfermagem: Fatos Essenciais, Nona Edição, foi projetado para ser uma referência portátil e rápida para fatos e números, com foco em cuidados de saúde para adultos. Eu espero que você o considere um recurso tão acessível durante seu trabalho clínico quanto eu o considerei.

Ronnie Peterson

Sumário

1 Terminologia em Cuidados de Saúde, *1*

Abreviações, 2
Prefixos, 13
Fluidos Corpóreos, 16
Substâncias Corpóreas e Químicas, 16
Cores, 16
Sufixos, 17
Símbolos, 18
Especialidades Médicas, 18
Organizações Médicas, 21
Organizações de Enfermagem, 22
Regiões do Corpo, 23
Cavidades do Corpo, 25
Direções e Planos, 27

2 Cálculo e Administração de Medicamentos, *29*

Conversão de Medidas, 30
Cálculo de Medicamentos, 31
Definição de Termos em Medicação, 32
Segurança fo Paciente, 35
Interações Medicamentosas, 36
Escala de Infiltração E Flebite, 39
Medicamentos que Necessitam
de Monitorização para Garantir
o Nível Sérico Dentro do Intervalo
Terapêutico, 40
Administração de Medicamentos, 42

X *Sumário*

3 Controle de Infecção, 53

Terminologia Básica, 54
Estágios da Infecção, 55
Processo Inflamatório, 55
Resumo das Precauções
   (Isolamento), 56
Tipos de Precaução
   (Isolamento), 57
Orientações para a Higienização
   das Mãos em Serviços de
   Saúde (CDC 2011), 58
Patógenos Resistentes
   a Antibióticos, 59
Prevenção de Resistência
   aos Antibióticos, 60
CRE, MRSA e VRE, 60
Bactérias Comuns, 61
Tuberculose, 62
Visão Geral das Doenças
   Infecciosas mais Comuns, 63
Informações sobre a *Influenza*, 68
Tipos de Imunidade, 73
Funções dos Anticorpos, 73

4 Avaliação Básica de Enfermagem, 75

Entrevista com o Paciente, 76
Avaliação Funcional, 77
Estratégias para Entrevista, 79
Avaliação Cultural, 79
Avaliação Espiritual, 80
Exame Físico, 81
Técnicas do Exame Físico, 83
Doenças Provenientes dos
   Extremos de Temperatura, 87
Quando Mensurar os Sinais Vitais, 89
Pulso, 90

Sumário **XI**

Locais de Verificação do Pulso, 91
Respiração, 92
Pressão Arterial, 93

5 Documentação, *101*

O Processo de Enfermagem, 102
Registro Adequado, 102
Registro de Metas e Resultados, 102
Diagnóstico de Enfermagem por
   Padrão Funcional de Saúde, 103
Desenvolvimento do Plano de
   Cuidados do Paciente, 113
Plano de Cuidados Individualizados, 113
Plano de Cuidados a Pacientes
   Críticos (*Critical Pathways*), 115
Elaboração do Registro, 116
Relatório da Passagem de Plantão, 118

6 Sistema Tegumentar, *119*

Anormalidades na Matriz
   da Unha (Leito Ungueal), 120
Pontos de Pressão, 123
Estágios da Úlcera por Pressão, 126

7 Sistema Esquelético, *139*

Esqueleto Humano –
   Vista Anterior, 140
Esqueleto Humano –
   Vista Posterior, 141
Ossos do Crânio –
   Vista Frontal, 142
Ossos do Crânio –
   Vista Lateral, 143
Tipos de Fraturas, 144
Tipos de Tração, 145
Tipos de Articulações Sinoviais, 146

XII *Sumário*

8 Sistema Muscular, *149*

Músculos Superficiais –
  Vista Anterior, 150
Músculos Superficiais –
  Vista Posterior, 151
Músculos da Face –
  Vista Lateral, 152
Efeitos da Imobilidade, 153
Amplitude de Movimentos, 156
Uso do Calor, 164
Uso do Frio, 164
Posicionamento, 165
Massagem, 171

9 Sistema Nervoso, *173*

Estruturas do Cérebro, 175
Níveis de Consciência, 175
Função Neurológica, 176
Sinais de Acidente Vascular
  Cerebral Iminente, 177
Terminologia sobre
  Convulsão, 180
Cuidados ao Paciente
  com Convulsão, 180
Histórico do Sono do
  Paciente, 182
Alterações do Sono, 182
Escala de Sedação, 184
Sistema Nervoso Central, 185
A Avaliação da Dor, 189
Escalas de Avaliação
  da Dor, 191
Tratamento não
  Farmacológico para Dor, 191
Dor Crônica não Maligna:
  Diretrizes para os Cuidados
  de Enfermagem, 192
Olho, 196

Sumário **XIII**

Tamanho da Pupila, 196
Seis Direções do Olhar, 197
Alfabeto Braille, 199
Orelha, 200
Alfabeto da Linguagem
   dos Sinais, 202
Linguagem Numérica
   dos Sinais, 203
Considerações Especiais
   de Comunicação, 203
Sugestões para Comunicação
   Com os Idosos, 204

10 Sistema Circulatório, *205*

Principais Artérias do Corpo, 206
Estruturas do Coração, 207
Artérias Coronárias, 208
Avaliação Cardíaca Básica, 208
Histórico Cardíaco, 209
Focos de Ausculta Cardíaca, 210
Sons Cardíacos Anormais, 211
Escala de Classificação de
   Murmúrios ou Sons Cardíacos, 211
Avaliação dos Locais de Pulso, 214
Escala de Classificação de Edema, 215
Escala de Classificação do Pulso, 215

11 Sistema Respiratório, *217*

Estruturas do Trato Respiratório, 218
Marcos de Referência da
   Parede Torácica, 220
Padrão Sistemático de
   Palpação e Ausculta, 221
Sons Respiratórios Normais, 222
Sinais e Sintomas de
   Hiperventilação, 222
Sinais e Sintomas de
   Hipoventilação, 222

XIV *Sumário*

Sinais e Sintomas de
Hipóxia, 222
Sons Anormais e
Adventícios, 224
Disfunções Pulmonares Comuns, 225
Oxigenoterapia, 232

12 Sistema Endócrino, 235

Glândulas Endócrinas e
Estruturas Associadas, 236
Diabetes, 237
Insulina, 239
Glândulas Adrenais, 246
Glândula Pituitária, 247
Glândula Tireoide, 248

13 Sistema Digestivo, 249

Sistema Digestivo e Estruturas
Associadas, 250
Tipos de Desnutrição, 256
Padrão de Eliminação
Intestinal Alterado, 258
Alimentos e seus Efeitos
sobre a Produção Fecal, 262
Tipos de Catárticos, 262
Medicamentos Antidiarreicos, 263
Tipos se Enemas, 263
Tipos Comuns de Ostomias, 263

14 Sistema Urinário, 271

Órgãos do sistema urinário, 272
Medicamentos que Podem
Alterar a Cor da Urina, 276
Razões para Cateterização Urinária, 276
Prevenção de Infecções por
Cateteres Urinários, 277
Testes de Urina Programados, 278

Sumário **XV**

15 Sistema Reprodutivo, *279*

Avaliação do Histórico
  Sexual, 280
Medicamentos que Afetam
  o Desempenho Sexual, 281

16 Exames e Procedimentos, *285*

Gases Sanguíneos Arteriais, 290
Desequilíbrios Eletrolíticos, 291
Desequilíbrios do Volume
  de Líquidos, 293
Exames Diagnósticos, 297

17 Cuidados de Enfermagem Cirúrgicos, *301*

Cuidados de Enfermagem
  Antes da Cirurgia, 302
Cuidados de Enfermagem
  Após a Cirurgia, 306
Cuidado com os Sistemas Corporais
  Após a Cirurgia, 307
Procedimentos Cirúrgicos
  Comuns, 309
Transfusões de Células
  Vermelhas, 311
Alternativas à Transfusão
  de Sangue, 312

18 Segurança Do Paciente, *315*

Segurança na Admissão, 316
Segurança Contínua, 316
Situações de Pacientes
  Especiais, 316
O Paciente Confuso, 319
Transtornos Psiquiátricos
  Comuns, 323

XVI *Sumário*

Testes Psiquiátricos
Comuns, 324
Métodos de Tratamento, 324
Emergências, 325

19 Cuidados no Final da Vida, 329

Estágios do Processo de
Morte e Luto, 330
Interagindo com o Paciente em
Processo de Morte e a Família, 332
Intervenções de Enfermagem
na Morte Iminente, 334
Rituais Religiosos de Morte, 336
Orações Religiosas, 338
Considerações Legais, 340
Cuidados com o Corpo
Imediatamente após
a Morte, 342
Retirada de
Múltiplos Órgãos, 346

Índice, 347

CAPÍTULO 1

Terminologia em Cuidados de Saúde

Abreviações (p. 2)
Prefixos (p. 13)
Fluidos Corpóreos (p. 16)
Substâncias Corpóreas e Químicas (p. 16)
Cores (p. 16)
Sufixos (p. 17)
Símbolos (p. 18)
Especialidades Médicas (p. 18)
Organizações Médicas (p. 21)
Organizações de Enfermagem (p. 22)
Regiões do Corpo (p. 23)
Cavidades do Corpo (p. 25)
Direções e Planos (p. 27)

Para um estudo mais aprofundado em terminologia em Cuidados de Saúde, consulte as seguintes publicações:

Chabner D-E: *Medical terminology: a short course*, ed 7, St. Louis, 2015, Mosby.

Mosby: *Mosby's dictionary of medicine, nursing & health professions*, ed 9, St. Louis, 2013, Mosby.

Patton K, Thibodeau G: *Structure and function of the human body*, ed 15, St. Louis, 2015, Mosby.

2 Capítulo 1 *Terminologia em Cuidados de Saúde*

ABREVIAÇÕES

AA alcoólicos anônimos; aorta ascendente

AAA aneurisma de aorta abdominal

AAS® Ácido Acetilsalicílico, aspirina

Abd abdômen, abdominal

ACD artéria coronária direita

ACE artéria coronária esquerda

ACP analgesia controlada pelo paciente (ou **PCA**, do inglês, *patient-controlled analgesia)*

ACTH hormônio adrenocorticotrófico, adrenocorticotrofina (do inglês, *adrenocorticotropic hormone*)

ACX artéria circunflexa (coronária)

AD água destilada

AD átrio direito

ADA artéria descendente anterior (coronária)

ADH hormônio antidiurético (do inglês antidiuretic hormone)

AE átrio esquerdo

AF anemia falciforme

AIDS/SIDA Síndrome da Imunodeficiência Adquirida

AIT ataque isquêmico transitório

Alt altura

AM amplitude de movimento

AM manhã (usado somente para horário, ex. 9am, 11am)

Amb ambulatorial, ambulatório

AP artéria pulmonar

APD artéria pulmonar direita

AR artrite reumatoide; artéria renal

ARJ artrite reumatoide juvenil

AU ácido úrico

AV acuidade visual

AV atrioventricular

AVC acidente vascular cerebral

AVDs atividades de vida diária

Capítulo 1 *Terminologia em Cuidados de Saúde* **3**

AVE acidente vascular encefálico

Ba Bário
BC batimento cardíaco
BCF batimento cardíaco fetal
BE enema de bário
BHE barreira hematoencefálica
BRD bloqueio de ramo direito
BRE bloqueio de ramo esquerdo
BSA área de superfície corporal (do inglês, *body surface area*)
BUN nitrogênio ureico no sangue; nitrogênio ureico sanguíneo (do inglês, *blood urea nitrogen*)
Bx biópsia (do inglês biopsy)

C Celsius
C. difficile *Clostridium difficile*
CA câncer
CABG Enxerto de *bypass* de artéria coronária; ponte de safena (do inglês, *coronary artery bypass graft*)
CC centro cirúrgico
CDC Centros de Controle e Prevenção de Doenças (do inglês, Centers for Disease Control and Prevention)
CEA endarterectomia de carótida (do inglês, *carotid endarterectomy*)
cg centigrama
CHO carboidrato
CIS carcinoma *in situ*
CIVD coagulação intravascular disseminada
Cl cloro
cm centímetro
cm³ centímetro cúbico
CMV citomegalovírus
CO monóxido de carbono
CO2 dióxido de carbono
CPK creatinofosfoquinase (do inglês, *creatine phosphokinase*)
CPT capacidade pulmonar total

4 Capítulo 1 *Terminologia em Cuidados de Saúde*

CPV contração prematura ventricular
CRVM cirurgia de revascularização do miocárdio
CT tomografia computadorizada (do inglês, *computed tomography*)
CTLF capacidade total de ligação de ferrro
CV capacidade vital
CVC cateter venoso central

d dia
D direita
D&C dilatação e curetagem
DAC doença arterial coronariana; doença arterial das coronárias
DAD doença articular degenerativa
DC débito cardíaco
DC doador cadáver
DC doença cardíaca
DCC doença cardíaca congênita
DCR doença cardíaca reumática
DDR dose diária recomendada
DF doador falecido
DH doença de Hodgkin
DHC doença hepática crônica
DIP doença inflamatória pélvica
DIU dispositivo intrauterino
DL dose letal
DM diabetes melito
DME dose mínima eficaz
DMID diabetes melito insulino-dependente
DMNID diabetes melito não insulino-dependente
DN data de nascimento
DNR ordem de não reanimar (do inglês, *do not resuscitate*)
DP derrame pleural
DP drenagem postural; diâmetro pupilar
DPOC doença pulmonar obstrutiva crônica
DPP data provável do parto

Capítulo 1 *Terminologia em Cuidados de Saúde* **5**

DPT difteria – tétano – coqueluche (do inglês, *diphtheria–pertussis–tetanus*)
DRC doença renal crônica
DST doenças sexualmente transmissíveis
DV doador vivo
DVH doença vascular hipertensiva
DVP doença vascular periférica
Dx diagnóstico

E esquerda
EAR estenose de artéria renal
ECG eletrocardiograma
ECT eletroconvulsoterapia
EEG eletroencefalograma
EF exame físico
EIC espaço intercostal
ELA Esclerose Lateral Amiotrófica
EM esclerose múltipla
EMG eletromiograma
EP embolia pulmonar
ETOH álcool (do inglês, *alcohol*)
EV endovenoso

F Fahrenheit; feminino
FA febre amarela
FC frequência cardíaca
FCF frequência cardíaca fetal
Fe ferro
FE fração de ejeção
FEVE fração de ejeção do ventrículo esquerdo
FOI febre de origem indeterminada
FP falso-positivo
FP foco pulmonar
FR frequência respiratória
FSH hormônio folículo estimulante (do inglês, *follicle-stimulating hormone*)
FT fisioterapia

6 Capítulo 1 *Terminologia em Cuidados de Saúde*

FV fibrilação ventricular
fx fratura (do inglês, *fracture*)

g grama
GB glóbulos brancos
GC glicemia capilar
GC gonococo
GE gravidez ectópica
GH hormônio do crescimento (do inglês, *growth hormone*)
GI gastrointestinal
GnRH hormônio liberador de gonadotrofina
GO ginecologista; ginecológico
gts gotas
GTT gastrostomia
GU genitourinário

h hora
H hormônio
HAS hipertensão arterial sistêmica
HAV hepatite vírus A (do inglês, *hepatitis A virus*)
Hb & Ht hemoglobina e hematócrito
Hb hemoglobina
HBV hepatite vírus B (do inglês, *hepatitis B virus*)
HC *home care*
HCG hormônio gonadotrófico coriônico
Hct hematócrito
HCV hepatite vírus C (do inglês, *hepatitis C virus*)
HDA história da doença atual
HF histórico familiar; hipercolesterolemia familiar
hGH hormônio de crescimento humano (do inglês, *human growth hormone*)
HIV vírus da imunodeficiência humana (do inglês, *human immunodeficiency virus*)
HL hormônio luteinizante
HLA antígeno de linfócitos humanos (do inglês, *human lymphocyte antigen*)

Capítulo 1 *Terminologia em Cuidados de Saúde* **7**

HMG hemograma completo
HMP história médica pregressa ou **HPP** história patológica pregressa
HPB hipertrofia prostática benigna; hiperplasia prostática benigna
HPL hormônio lactogênico placentário
HS herpes simples
Ht hematócrito
HTA histerectomia total abdominal
HV histerectomia vaginal; hepatite viral
HVE hipertrofia do ventrículo esquerdo
hx histórico

I&D incisão e drenagem
IAM infarto agudo do miocárdio
IC capacidade inspiratória; intercostal; intracelular; intracerebral; intracraniano
IC insuficiência cardíaca
ICC insuficiência cardíaca congestiva
ID intradérmica
Ig imunoglobulina
IM intramuscular
IMi insuficiência mitral
IN intranasal
IOT intubação orotraqueal
IRC insuficiência renal crônica
IRS infecção respiratória superior
IS *in situ*
IT índice terapêutico
ITT teste de tolerância à insulina (do inglês, *insulin tolerance test*)
ITU infecção do trato urinário
IV intravenoso; intravascular

JJ jejum

K Kelvin

8 Capítulo 1 *Terminologia em Cuidados de Saúde*

K⁺ potássio
kg kilograma

L litro
LCR líquido cefalorraquidiano
LEC liquid extracelular
LES lúpus eritematoso sistêmico
LFT testes de função hepática (do inglês, *liver function tests*)
LID lobo inferior direito (pulmão)
LIE lobo inferior esquerdo (pulmão)
LLA Leucemia Linfocítica Aguda
LMA Leucemia Mieloide Aguda
LMD lobo direito médio
LME linha média esternal
LS lombo-sacra; lombossacral;
LSD lobo superior direito (pulmão)

M masculino
m metro
MEO movimento extraocular
mEq miliequivalente
Mg magnésio
MG miastenia *gravis*
mg milligrama
MI mononucleose infecciosa
MI mortalidade infantil
MID membro inferior direito
MIE membro inferior esquerdo
min mínimo
mL mililitro
mm Hg milímetro de mercúrio
MM melanoma maligno; mieloma múltiplo
mm milímetro
mm³ milímetro cúbico
MMII membros inferiores
MMSS membros superiores

Capítulo 1 *Terminologia em Cuidados de Saúde* **9**

MO medula óssea
MR mastectomia radical
MRSA *Staphylococcus aureus* resistente à meticilina
(do inglês, *methicillin-resistant Staphylococcus aureus*)
MSD membro superior direito
MSE membro superior esquerdo
MST murmúrio sistólico tardio
MT membrana timpânica
MV murmúrios vesiculares

NA não avaliado
Na sódio
NIH National Institutes of Health (Bethesda, MD)
NM natimorto
NNP nitrogênio não proteico
NPT nutrição parenteral total
NT nasotraqueal; não testado
NV nascido vivo

OD olho direito; ouvido direito; ombro direito
OE olho esquerdo; ouvido esquerdo; ombro
esquerdo
OID obstrução do intestino delgado
OM otite média
OV ordem verbal

p pulso
PA pressão arterial
PA posteroanterior
PaCO$_2$ pressão parcial arterial de dióxido de
carbono (do inglês, *partial pressure of carbon dioxide*)
PAD pressão arterial diastólica; pressão atrial
direita
PAM pressão arterial média
PaO$_2$ pressão arterial de dióxido de carbono (do
inglês, *partial pressure of oxygen*) (arterial)
PAS pressão arterial sistólica

10 Capítulo 1 *Terminologia em Cuidados de Saúde*

PC paralisia cerebral
PCO2 pressão parcial de gás carbônico
PCP pressão capilar pulmonar
PEEP pressão positiva expiratória final (do inglês, *positive end-expiratory pressure*)
PEG pneumoencefalograma
PES percepção extrassensorial
PET tomografia por emissão de pósitrons (do inglês, *positron emission tomograph*)
PFC plasma fresco congelado
pH concentração de íons de hidrogênio (do inglês, *hydrogen ion concentration*)
PIC pressão intracraniana
PIO pressão intraocular
PL punção lombar
PMD psicose maníaco-depressiva
PMV para manter veia
PN parto normal
PN pneumonia
PO pós-operatório
pO$_2$ pressão parcial de oxigênio
PO2 pressão parcial de oxigênio
PP pressão parcial
PR pressão de repouso
PSE perda de sangue estimada
PV pressão venosa
PVC pressão venosa central
PVJ pressão venosa jugular

QID quadrante inferior direito
QIE quadrante inferior esquerdo
QP queixa principal
QSD quadrante superior direito
QsE quadrante superior esquerdo

rad unidade de radiação
RAFI redução aberta e fixação interna

Capítulo 1 · Terminologia em Cuidados de Saúde · 11

Raios X
RCD rebordo costal direito
RCE rebordo costal esquerdo
REM movimento rápido dos olhos (do inglês, *rapid eye movement*)
Rh fator Rhesus (do inglês, *Rhesus factor*)
RHA ruídos hidroaéreos
RNM ressonância nuclear magnética
RM revascularização do miocárdio
RNBP recém-nascido de baixo peso
RP resistência periférica
RPA recuperação pós-anestésica (ou **RA,** recuperação anestésica)
RPPI respiração por pressão positiva intermitente
RS ritmo sinusal
RT radioterapia
RTA reflexo do tendão de Aquiles
RTB reflexo do tendão do bíceps
RTP reflexo tendinoso patelar
RTUP ressecção transuretral de próstata
RV retorno venoso
RVS resistência vascular sistêmica
RX raios X

SARA Síndrome da Angústia Respiratória do Adulto
SC subcutâneo
SE sem efeito
SG 5% soro glicosado 5%
SGB syndrome de Guillain–Barré
SI sacro ilíaca
SL sub lingual
SMSI síndrome da morte súbita infantil
SMSL síndrome da morte súbita do lactente
S/N se necessário
SNA Sistema Nervoso Autônomo
SNC sistema nervosa central

12 Capítulo 1 *Terminologia em Cuidados de Saúde*

SNE sonda nasoenteral; sonda nasoentérica
SNG sonda nasogástrica
SPM síndrome pré menstrual
SSVV sinais vitais
ST sub total

T temperatura, tempo, tumor
T3 tri-iodotironina
T4 tetraiodotironina
TAC tomografia axial computadorizada
TAP taquicardia atrial paroxística
TB tuberculose
TBG globulina ligadora de tiroxina (do inglês, *thyroxin-binding globulin*)
TBI irradiação de corpo inteiro (do inglês, *total body irradiation*)
TC tomografia computadorizada
TCB temperature corporal basal
TG triglicérides; triglicerídeos
TMB taxa de metabolismo basal; taxa metabólica basal
TNM tumor, nódulos, metástase
TO terapia ocupacional
TS tempo de sangramento
TSH hormônio tireoestimulante (do inglês, *thyroid-stimulating hormone*)
TSV taquicardia supra ventricular
TT tempo de trombina
TTG teste de tolerância à glicose (ou **GTT**, teste de tolerância à glicose – do inglês, *glucose tolerance test*)
TTP tempo de tromboplastina parcial
TVP trombose venos profunda

U Ureia
UCO unidade coronariana
UD úlcera duodenal
UP úlcera péptica; úlcera por pressão

Capítulo 1 *Terminologia em Cuidados de Saúde* **13**

UPM último período menstrual
UTI unidade de terapia intensiva
UV ultravioleta

V veia; volume
VC volume corrente
VD ventrículo direito
VD volume diastólico
VE ventrículo esquerdo
VEB Vírus Epstein–Barr
VEF volume expiratório forçado
VF veia femoral
VGM volume globular médio
VHS vírus herpes simples
VJ veia jugular
VM valva mitral
VR volume residual
VRE *Enterococcus* resistente à vancomicina (do inglês, *vancomycin-resistant Enterococcus* spp.)
VS volume sistólico
VVZ vírus varicela-zóster

PREFIXOS
a ausência
aer aero
ant antes
aud auditivo

bi dois
brad abaixo, diminuído

card coração, cardíaco
cefal cabeça
condr cardilagem
co com, junto
colo cólon

14 Capítulo 1 *Terminologia em Cuidados de Saúde*

contra oposto
cost costela
cran crânio, cabeça
cisto bexiga urinária

dactil dedos
dent dentes
derma pele
dis separado, difícil

encefal encéfalo, cérebro
endo dentro
entero intestino

fag comer

gastr estômago
glico açúcar
glosso língua

hem sangue
hemato sangue
hepat fígado
hiper acima de
hipo abaixo de

íleo íleo
inter entre
intra ou intro dentro

leuco células brancas
lito cálculo

macro grande
mega grande
melano enegrecido, escuro
meso meio

meta mudança
micro pequeno
mono um, único
multi muitos
miel medula óssea
mielo medula espinhal

neo novo, recente
nefro rim
neuro sistema nervoso

oftalmo olhos
osteo osso
ot ouvido

par próximo
para ao lado
peri ao redor
pneum pulmão
poli muitos
pre ou pro antes
proct retal
psico mental

re para trás
retro para trás
rino nariz

semi metade
splen baço
spond medula espinhal
sub abaixo
super ou supra acima

taqu rápido
tetra quatro
tri três

16 Capítulo 1 *Terminologia em Cuidados de Saúde*

uni um, único

vascular vaso sanguíneo
venos veia

FLUIDOS CORPÓREOS
hidro água
bile biliar
galact leite
hemat sangue
lacrim lágrima
muco secreção de
plasma sangue
ptial saliva
pus liquido inflamatório
sangui sangue, sanguíneo
urin urina

SUBSTÂNCIAS CORPÓREAS E QUÍMICAS
adipo gordura
cerume secreção das glândulas do canal auditivo
colágeno tecido conectivo
ferro
glico açúcar
lipo lipídeo
lito pedra ou cálculo
mel
óleo
sebo produzido pela glândula sebácea
sacarose açúcar
sal

CORES
Albi branco
Crom colorido
Eritr vermelho
Leuco branco

Melano preto
Rubro vermelho

SUFIXOS
algia dor
cele protusão
centese punção para remoção de fluidos
cite célula
ectomia remoção
emese vômito
emia sangue
fagia alimentação
fobia medo
gênico origem
grafia, grama escrita, registro
grafo instrumento para registro
ite inflamação
logia estudo de
nia dor
oma tumor
ostomia abertura
óxia oxigênio
patia doença
penia deficiência
pexia fixação
pastia cirurgia plástica
pnea respiratório
ptose abaixo, prolapso
rafia sutura
reia fluido, fluxo
scopia exame, observação
scopio instrumento de examinar, observar
stomia abertura cirúrgica
tomia incisão

SÍMBOLOS
↑ aumento
↓ diminuição
E esquerda
D direita
♀ mulher
♂ homem
° grau
′ minuto
°C grau Celsius
°F grau Fahrenheit
® marca registrada
× vezes
= igual
≈ aproximadamente
∅ ausente
número
″ segundos
μg microgramas
μm micrômetro

ESPECIALIDADES MÉDICAS
Alergologista tratamento de reações não usuais do corpo

Anestesiologista providencia anestesia

Cardiologista trata condições e doenças do coração e vasos

Cirurgião trata condições e doenças com métodos cirúrgicos

Cirurgião cardíaco trata cirurgicamente condições e doenças do coração e das válvulas cardíacas

Cirurgião plástico trata ou restaura condições estruturais mediante cirurgia corretiva

Capítulo 1 *Terminologia em Cuidados de Saúde* **19**

Cirurgião torácico trata cirurgicamente condições e doenças da cavidade torácica

Dermatologista trata condições e doenças da pele

Endocrinologista trata condições e doenças do sistema endócrino

Gastroenterologista trata condições e doenças do trato digestório

Geneticista especialista em estudos genéticos

Gerontologista trata condições e doenças relacionadas à idade

Ginecologista trata condições e doenças do sistema reprodutor feminino

Hematologista trata condições e doenças do sangue

Intensivista trata e monitora pessoas em unidades de terapia intensiva

Médico Legista realiza necrópsias, analisa evidências relacionadas a mortes e/ou crimes

Neonatologista trata condições e doenças do recém-nascido, particularmente prematuros

Neurologista trata condições e doenças do cérebro, medula espinhal

Neurocirugião trata cirurgicamente condições e doenças do sistema neurológico

Obstetra trata mulheres durante gravidez e puerpério

Oncologista trata tumores (câncer) com métodos clínicos e cirúrgicos

Oftalmologista trata condições e doenças dos olhos

Ortopedista trata condições e doenças dos músculos e ossos

20 Capítulo 1 *Terminologia em Cuidados de Saúde*

Otorrinolaringologista trata condições e doenças do nariz, ouvido e garganta

Patologista diagnostica condições e doenças através de alterações anatomopatológicas

Pediatra trata condições e doenças em crianças

Pneumologista trata condições do sistema respiratório

Psiquiatra trata desordens mentais

Radiologista trata condições e doenças com radiação

Reumatologista trata condições e doenças dos músculos e articulações

Urologista trata condições e doenças do sistema urinário e reprodutivo masculino

ORGANIZAÇÕES MÉDICAS
AHA American Heart Association
ABD Academia Brasileira de Dermatologia
SBD Sociedade Brasileira de Dermatologia
SBI Sociedade Brasileira de Imunologia
ABNeuro Academia Brasileira de Neurologia
SBN Sociedade Brasileira de Neurocirugia
ABNc Academia Brasileira de Neurocirugia
ABO Academia Brasileira de Oftalmologia
SOB Sociedade Brasileira de Oftalmologia
SBOT Sociedade Brasileira de Ortopedia e Traumatologia
SBP Sociedade Brasileira de Pediatria
SBD Sociedade Brasileira de Diabetes
FBG Federação Brasileira de Gastroenterologia
SOBED Sociedade Brasileira de Endoscopia Digestiva
SOGIA Sociedade Brasileira de Obstetrícia e Ginecologia da Infância e Adolescência
FEBRASGO Federação Brasileira das Associações de Ginecologia e Obstetrícia
AMB Associação Médica Brasileira
SBU Sociedade Brasileira de Urologia
SBN Sociedade Brasileira de Nefrologia
SBPT Sociedade Brasileira de Pneumologia e Tisiologia

ORGANIZAÇÕES DE ENFERMAGEM

INS Intravenous Nurses Society
NANDA-I NANDA International (formerly the North American Nursing Diagnosis Association)
ABEn Associação Brasileira de Enfermagem
COREn Conselho Regional de Enfermagem
COFEn Conselho Federal de Enfermagem
ABESE Associação Brasileira de Especialistas em Enfermagem
SOBENDE Sociedade Brasileira de Enfermagem em Dermatologia
SOBRAGEN Sociedade Brasileira de Gerenciamento em Enfermagem
SOBENFeE Sociedade Brasileira de Enfermagem em Feridas e Estética
SBEONET Sociedade Brasileira de Enfermagem Oncológica
SOBEST Sociedade Brasileira de Estomaterapia
SOBENC Sociedade Brasileira de Enfermagem Cardiovascular
SOBECC Sociedade Brasileira de Enfermagem em Centro Cirúrgico, Recuperação Anestésica e Centro de Material e Esterilização
SOBEP Sociedade Brasileira de Enfermagem em Pediatria
SOBEN Sociedade Brasileira de Enfermagem em Nefrologia

Capítulo 1 *Terminologia em Cuidados de Saúde* **23**

REGIÕES DO CORPO

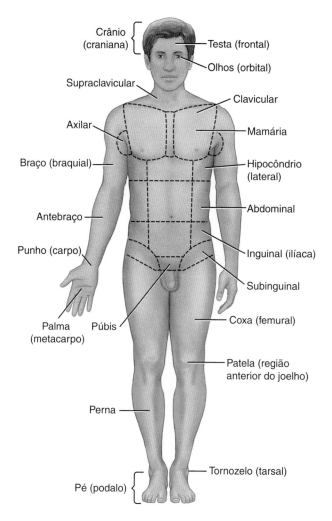

FIGURA 1-1 Regiões do Corpo: anterior

24 Capítulo 1 *Terminologia em Cuidados de Saúde*

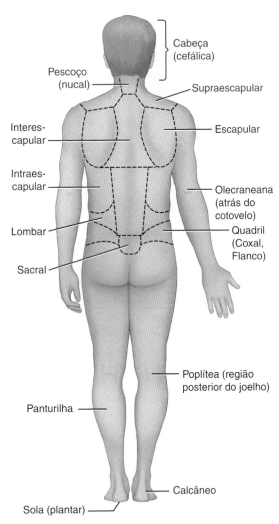

FIGURA 1-2 Regiões do Corpo: posterior

Capítulo 1 *Terminologia em Cuidados de Saúde* **25**

CAVIDADES DO CORPO

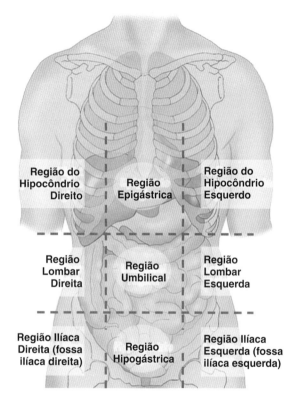

FIGURA 1-3 As nove regiões da cavidade Abdominopélvica (© Elsevier Collections.)

26 Capítulo 1 *Terminologia em Cuidados de Saúde*

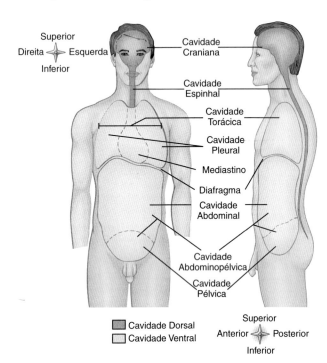

FIGURA 1-4 Cavidades do corpo (From Patton K, Thibodeau G: *Structure and function of the human body*, ed 15, St. Louis, 2015, Mosby.)

Capítulo 1 *Terminologia em Cuidados de Saúde* **27**

DIREÇÕES E PLANOS

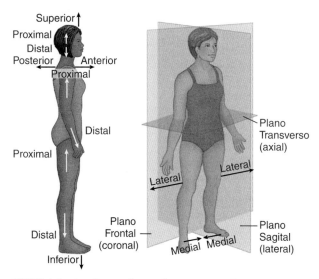

FIGURA 1-5 Direções e planos do corpo (© Elsevier Collections.)

CAPÍTULO 2

Cálculo e Administração de Medicamentos

Conversão de Medidas (p. 30)
Cálculo de Medicamentos (p. 31)
Definição de Termos em Medicação (p. 32)
Segurança do Paciente (p. 35)
Interações Medicamentosas (p. 36)
Escala de Infiltração e Flebite (p. 39)
Medicamentos que Necessitam de Monitorização para Garantir o
    Nível Sérico Dentro do Intervalo Terapêutico (p. 40)
Administração de Medicamentos (p. 42)

Para um estudo mais aprofundado sobre medicação, cálculo
e administração de medicamentos, consulte as seguintes
publicações:

Clayton BC, Willihnganz M: *Basic pharmacology for nurses*, ed 17, St. Louis,
    2017, Mosby.
Skidmore-Roth L: *Mosby's 2016 nursing drug reference*, ed 29, St. Louis,
    2016, Mosby.
Workman ML, et al: *Understanding pharmacology: essentials for medication
    safety*, ed 2, St. Louis, 2016, Mosby.

CONVERSÃO DE MEDIDAS
Sistema Métrico
Para mudar de uma unidade de medida maior para uma menor, MULTIPLICA-SE o valor por 10, 100 ou então desloca-se a vírgula decimal para a DIREITA. Para mudar de uma unidade de medida menor para uma unidade maior, DIVIDE-SE o valor por 10, 100 ou então desloca-se a vírgula decimal para a ESQUERDA.

Peso

1 Quilograma (kg/Kg) = 1.000 gramas (g)

1 grama (g) = 1.000 miligramas (mg)

1 miligrama (mg) = 1.000 microgramas (μg)

Volume

1 litro (L) = 1.000 mililitros (ml)

1 decilitro (dl) = 100 mililitros (ml)

1 mililitro (ml) = 1 centímetro cúbico (cm³)

Altura

1 metro (m) = 100 centímetros (cm)

1 metro (m) = 1.000 milímetros (mm)

1 centímetro (cm) = 10 milímetros (mm)

Sistema de Medida Farmacêutica
Peso: grama (g); volume: litros (L)

Medidas Caseiras
1 colher de sopa (csp) = 3 colheres de chá (cc)

1 copo (c) = 16 colheres de sopa (csp)

Capítulo 2 *Cálculo e Administração de Medicamentos* **31**

Conversão de Quilograma para Libra

Quilograma para libra (lb): Multiplicar quilograma (Kg) por 2,2

Libra para quilograma: Dividir libra (lb) por 2,2

Conversão Métrica de Medidas Caseiras

$$15 \text{ gotas (gts)} = 1 \text{ ml}$$
$$1 \text{ colher de chá (chá)} = 5 \text{ ml}$$
$$1 \text{ colher de sopa (csp)} = 15 \text{ ml}$$
$$1 \text{ xícara (xíc)} = 240 \text{ ml}$$

CÁLCULO DE MEDICAMENTOS

Cálculo de gotejamento IV

Gotas por ml é o número de gotas necessárias para encher uma seringa de 1 ml.

A *taxa* é o número de mililitros por hora.

O *gotejamento* é a quantidade de volume dividida pelo tempo necessário para infundir.

FÓRMULA PARA GOTEJAMENTO EM HORAS

$$\frac{\text{gotas}}{\text{minuto}} = \frac{\text{volume (em ml) x 3}}{\text{tempo (hora)}}$$

$$\frac{\text{microgotas}}{\text{minuto}} = \frac{\text{volume (em ml)}}{\text{tempo (hora)}}$$

FÓRMULA PARA GOTEJAMENTO EM MINUTOS

$$\frac{\text{gotas}}{\text{minuto}} = \frac{\text{volume (em ml) x 20}}{\text{tempo (hora)}}$$

$$\frac{\text{microgoras}}{\text{minuto}} = \frac{\text{volume (em ml) x 60}}{\text{tempo (em minutos)}}$$

32   Capítulo 2 *Cálculo e Administração de Medicamentos*

DEFINIÇÃO DE TERMOS EM MEDICAÇÃO

Gerais

Absorção A passagem de moléculas de medicamento para a circulação sanguínea.

Abuso Padrão inadequado de uso de medicamento

Biotransformação Transformação metabólica do medicamento de um estado inativo para um estado ativo

Classificação Indica o efeito do medicamento no sistema do corpo humano

Concentração mínima Baixas concentrações do medicamento no organismo

Diferença genética Composição genética que pode afetar a ação do medicamento no organismo

Distribuição Absorção do medicamento para os tecidos do corpo humano

Duração Tempo de permanência do medicamento no organismo

Efeitos colaterais Efeitos secundários não intencionais do medicamento

Excreção A eliminação do medicamento para fora do organismo

Farmacocinética O estudo de como os medicamentos entram no organismo, chegam ao seu local de ação, são metabolizados e excretados pelo organismo

Idiossincrasia Medicamentos que são hiperativados ou subativados

Interações medicamentosas Quando um medicamento modifica a ação de outro

Medicamento Substância utilizada para o tratamento, cura, alívio ou prevenção de doença

Meia-vida Tempo gasto para que o medicamento presente no organismo se reduza a metade

Capítulo 2 *Cálculo e Administração de Medicamentos* **33**

Padrões Normas para regular a pureza e qualidade de um medicamento

Pico sérico Nível mais elevado do medicamento no organismo

Platô Concentração de doses programadas

Reação alérgica Resposta imunológica imprevisível decorrente do uso de medicamento

Terapêutico Concentração do medicamento que produz resultados terapêuticos/benéficos

Tolerância Baixa resposta à ação do medicamento

Tóxico Concentração do medicamento nociva ou letal

Variáveis fisiológicas A diferença normal entre homem e mulher e as diferenças de peso afetam o metabolismo do medicamento

Vias Locais de administração do medicamento

Dependente de Substâncias (Droga-dependente)

Uma pessoa pode ser considerada dependente de uma substância se ela apresentar, pelo menos, três características a seguir nos últimos 12 meses:

- Consumo de doses maiores que o recomendado
- Consumo de substâncias por maior período de tempo que o prescrito
- Intoxicações frequentes
- Sintomas de abstinência quando longe da substância
- Atividades de trabalho ou atividades sociais são dedicadas ao consumo de mais substâncias
- Uso contínuo de substâncias apesar das informações ou avisos de prejuízos
- Aumento do tempo dispendido em consumir substâncias
- Tolerância em relação à ação da substância

Adaptado da American Psychiatric Association: *Diagnostic and statistical manual of mental disorders (DSM-IV)*, rev ed 4, Washington, DC, 2004.

34 Capítulo 2 *Cálculo e Administração de Medicamentos*

Substâncias Controladas

Categoria I Maior potencial de abuso: heroína, LSD, maconha

Categoria II Alto potencial de abuso: opioides, anfetaminas, barbitúricos, hidrocodona

Categoria III Potencial de abuso: esteroides, codeína, cetamina

Categoria IV Baixo potencial de abuso: valium, xanax, fenobarbital

Categoria V Menor potencial de abuso: supressores de tosse

Vias de Administração com Abreviaturas

Oral (VO), sublingual (SL), bucal (B), retal (VR), tópica (T), subcutânea (SC), intradérmica, (ID), intramuscular (IM), intravenosa (IV) ou endovenosa (EV) inalável, adesivo transdérmico (AT), intratecal, (IT), intraóssea (IO), intraperitoneal (IP), intrapleural (IPL) e intra-arterial (IA)

Tipos de Preparações de Medicamentos

Spray aerossol, cápsula (revestida), creme (sem óleo), elixir (alcoólico), extrato (concentrado), gel (claro, semissólido), unguento (oleoso), loção, pastilha, pomada (semissólido), pasta (mais espessa que unguento), pílulas, pó (droga moída), *spirit* (alcoólico), supositório (dissolve à temperatura corporal), xarope (à base de açúcar), comprimido (revestido), tintura (álcool diluído), transdérmica (absorção).

Finalidade Terapêutica dos Medicamentos

Paliativa Fornecer alívio; exemplo: medicamentos para dor

Curativa Curar doenças; exemplo: antibióticos

De Suporte Restabelecer as funções do organismo; exemplo: medicamentos para hipertensão

Capítulo 2 *Cálculo e Administração de Medicamentos* **35**

Destrutiva Destruir células; exemplo: quimioterapia
Restauradora Restaurar a saúde; exemplo: vitaminas

Respostas Alérgicas Comuns
Dificuldade de respirar, palpitações, erupções cutâneas, náusea, vômito, prurido, manifestação alérgica nas vias aéreas superiores, lacrimejamento, sibilos, diarreia. *Relate todas as respostas alérgicas.*

SEGURANÇA DO PACIENTE
Os Dez Certos do Paciente
1. Paciente certo
2. Medicamento certo
3. Dose certa
4. Via certa
5. Hora (horário) certa
6. Avaliação certa
7. Registro certo
8. Orientação certa
9. Resposta certa
10. Direito de recusa

Os Seis Direitos para Segurança na Administração de Medicamento
1. O direito a uma prescrição completa
2. O direito a dispensação correta do medicamento
3. O direito do paciente ao acesso a informações sobre o medicamento
4. O direito de ter políticas de administração de medicamentos
5. O direito de identificar problemas no sistema de medicação
6. O direito de parar, pensar e ser vigilante sobre a administração de medicamentos[*]

---

[*] Adaptado de Cook MC: Nurses' six rights for safe medication administration, *Mass Nurse* 69(6):8, 1999.

Estratégias para Prevenir Erros de Medicação

Leia todas as ordens, instruções e etiquetas cuidadosamente.

Faça perguntas caso não tenha compreendido.

Não permita que nada nem ninguém o interrompa.

Confira todos os cálculos duas vezes.

Use, pelo menos, duas formas para identificar o paciente.

Identifique e comunique problemas do sistema de medicação.

Aprenda o quanto você puder sobre o medicamento que você administra.

INTERAÇÕES MEDICAMENTOSAS

Interação Fármaco-fármaco

- Digoxina e diuréticos tiazídicos (a hipocalemia provoca toxicidade da digoxina)
- Cimetidina e varfarina (o efeito da varfarina é potencializado)
- Cimetidina e fenitoína (a concentração de fenitoína na circulação sanguínea é aumentada)
- Antibióticos de quinolonas e varfarina (o efeito da varfarina é potencializado)
- Anti-inflamatório não esteroides (AINEs) e diuréticos (diminuição da efetividade dos diuréticos)
- AINEs e aspirina (aumento das alterações/erosões na parede do estômago)
- Inibidores da enzima conversora da angiotensina (ECA) e diuréticos poupadores de potássio (hipercalemia)
- Varfarina e aspirina ou AINEs (aumento da ação da varfarina)
- Fibras ou laxantes (inibição da ação de qualquer medicamento)
- Antiácidos (pode inibir a absorção de medicamentos)
- Fenitoína e antiácidos a base de magnésio (diminuição da absorção da fenitoína)

Capítulo 2 *Cálculo e Administração de Medicamentos* **37**

Interações entre Medicamentos e Alimentos

- Carbidopa ou levodopa e proteína (diminuição da absorção do medicamento)
- Ciclosporina e *grapefruit juice* (aumento do nível sérico de ciclosporina)
- Tetraciclina e produtos lácteos (diminuição da absorção de tetraciclina)
- Antibióticos de quinolonas e produtos lácteos (diminuição da absorção dos medicamentos)
- Inibidores da monoamino-oxidase (MAO) e vinho ou queijo (provoca hipertensão severa)
- Sedativos e álcool (aumenta a sedação)
- Varfarina e *psyllium* (diminuição da absorção e efetividade da varfarina)
- Varfarina e vitamina E (aumento da efetividade da varfarina)
- Comprimidos de ferro e chá, farelo ou ovos (diminuição da absorção do ferro)

Medicamentos que Contribuem para a Deficiência Cognitiva em Idosos*

Analgésicos Codeína, meperidina, morfina, AINEs, propoxifeno

Anti-histamínicos Difenidramina, hidroxizina

Anti-hipertensivos Clonidina, diuréticos, hidralazina, metildopa, propranolol

Antimicrobianos Gentamicina, isoniazida

Agentes Parkinsonianos Amantadina, bromocriptina, carbidopa/levodopa

Fármacos Cardiovasculares Atropina, digoxina, Lidocaína, quinidina

Psicotrópicos Barbitúricos, benzodiazepínicos, clorpromazina, haloperidol, lítio, risperidona, inibidor seletivo da recaptação de serotonina (ISRS), antidepressivos, antidepressivos tricíclicos

---

* Para obter informações mais abrangentes sobre a segurança relacionada com prescrição de medicamentos para adultos idosos consulte os critérios de BEERS.

Ações dos Medicamentos em Adultos Idosos		
Problema	**Causa**	**Intervenção**
Dificuldade em engolir medicamentos	Perda de elasticidade na mucosa oral	Enxaguar a boca antes de tomar pílulas
Alteração na parede do esôfago	Depuração esofágica tardia	Posicionar o paciente na posição vertical Macerar a medicação (se possível)
Irritação do estômago causada por medicamentos	Diminuição da acidez gástrica ou do peristaltismo	Beber um copo cheio de água Ingerir com alimentos
Absorção lenta de medicamento	Redução do tônus muscular do cólon	Aumentar ingestão dos fluidos Evitar a constipação
Fragilidade capilar	Redução da elasticidade da pele	Evitar punções venosas
Diminuição no metabolismo do medicamento	Redução do tamanho do fígado Redução do fluxo hepático	Monitorar as dosagens Monitorar os efeitos hepáticos
Diminuição da excreção do medicamento	Filtração glomerular reduzida	Monitorar as dosagens Monitorar os efeitos renais

ESCALA DE INFILTRAÇÃO E FLEBITE
Escala de Infiltração

Grau	Critério Clínico
0	Ausência de sinais e sintomas clínicos
1	Pele hipocorada e fria ao toque Edema, < 2,5cm em qualquer direção Presença ou não de dor
2	Pele hipocorada e fria ao toque Edema 2,5 – 15 cm em qualquer direção Presença ou não de dor
3	Pele hipocorada, translúcida e fria ao toque Edema grave > 15 cm em qualquer direção Dor leve a moderada e possível dormência
4	Pele descorada, translúcida, repuxada e possível extravasamento, Pele hipocorada, com lesão, inchada Edema grosso > 15cm em qualquer direção Edema de tecido com insuficiência circulatória Dor moderada a grave Infiltração de qualquer quantidade de sangue, produto irritante ou vesicante

Escala de Flebite

Grau	Critério Clínico
0	Ausência de sinais e sintomas
1	Eritema no local do acesso com ou sem dor
2	Dor no local do acesso com eritema ou edema ou ambos
3	Dor no local do acesso com eritema ou edema ou ambos Formação de trajeto com cordão venoso palpável
4	Dor no local do acesso com eritema ou edema ou ambos Formação de trajeto com cordão venoso palpável > 2,5 cm de comprimento Drenagem purulenta

MEDICAMENTOS QUE NECESSITAM DE MONITORIZAÇÃO PARA GARANTIR O NÍVEL SÉRICO DENTRO DO INTERVALO TERAPÊUTICO[*,†]

Antibióticos
Amicacina (Amicacina) 15 a 25 mcg/ml
Gentamicina (Garamicina®) 5 a 10 mcg/ml
Canamicina 20 a 25 mcg/ml
Tobramicina 5 a 10 mcg/ml

Anticonvulsivantes
Carbamazepina (Tegretol®) 5 a 12 mcg /ml
Etossuximida 40 a 100 µg/ml
Fenobarbital 10 a 30 mcg/ml

---

* Os níveis terapêuticos sanguíneos específicos podem variar conforme instalação.
† Outros fármacos podem ser incluídos dependendo da instalação.

Fenitoína 10 a 20 mcg /ml
Primidona 5 a 12 mcg /ml
Ácido Valproico 50 a 100 mcg /ml

Antidepressivos
Amitriptilina 120 a 150 ng/ ml
Desipramina 150 a 300 ng/ ml
Imipramina 150 a 300 ng/ ml
Lítio 0,8 a 1,2 mEq/L
Nortriptilina 50 a 150 ng/ ml

Imunossupressores
Ciclosporina 100 a 400 ng/ ml (12 horas após a dose)
Sirolimus 4 a 20 ng/ ml (12 horas após a dose; varia conforme o uso)
Tacrolimo 5 a 15 ng/ ml (12 horas após a dose)

Medicamentos para o Sistema Cardiovascular
Digoxina 0,8 a 2,0 ng/ml
Flecainida 0,2 a 1,0 mcg/ml
Lidocaína 1,5 a 5,0 mcg/ml
Procainamida 4 a 10 mcg/ml
Propranolol 50 a 100 ng/ml
Quinidina e disopiramida 2 a 5 mcg/ml

Medicamento para o Sistema Respiratório
Teofilina (Aminofilina®) 10 a 20 mcg/ml

ADMINISTRAÇÃO DE MEDICAMENTOS

Compatibilidade da Associação de Medicamentos

	Atropina	Buprenorfina	Butorfanol	Clorpromazina	Codeína	Diazepam	Dimenidrinato	Difenidramina	Droperidol	Fentanil	Glicopirrolato	Heparina
Atropina			C	C		I	C	C	C	C	C	
Buprenorfina												
Butorfanol	C			C		I	I	C	C	C		
Clorpromazina	C		C			I	I	C	C	C	C	C
Codeína						I						
Diazepam	I		I	I	I		I	I	I	I	I	
Dimenidrinato	C		I	I		I		C	C	C	I	
Difenidramina	C		C	C		I	C		C	C	C	
Droperidol	C		C	C		I	C	C		C	C	I
Fentanil	C		C	C		I	C	C	C		C	
Glicopirrolato	C			C		I	I	C	C	C		
Heparina			I	C		I			I			
Hidroxizina	C		C	C		I	I	C	C	C	C	
Meperidina	C		C	C		I	C	C	C	C	C	I
Metoclopramida	C		C	C		I	C	C	C	C		
Midazolam	C		C	C		I	C	C	C	C		
Morfina	C		C	C		I	C	C	C	C	C	I
Nalbufina*	C					I			C			
Pentazocina	C		C	C		I	C	C	C	C	I	I
Pentobarbital	C		I	I	I	I	I	I	I	I	I	
Perfenazina	C		C	C		I	C	C	C	C		
Proclorperazina	C		C	C		I	I	C	C	C	C	
Promazina	C			C		I	I	C	C	C	C	
Prometazina	C		C	C		I	I	C	C	C	C	
Ranitidina	C			C			C	C		C	C	
Escopolamina Hbr	C		C	C	I	I	C	C	C	C	C	
Secobarbital	I		I	I		I	I	I	I	I		
Tietilperazina (nome encontrado na literatura de língua espanhola)				C		I						

Considerar 15 minutos de preparo
C, compatível; I, incompatível
*A compatibilidade depende do fabricante; Wyeth and DuPont forms são incompatíveis.

Capítulo 2 *Cálculo e Administração de Medicamentos* **43**

Compatibilidade da Associação de Medicamentos – continuação

Hidroxizina	Meperidina	Metoclopramida	Midazolam	Morfina	Nalbufina	Pentazocina	Pentobarbital	Perfenazina	Proclorperazina	Promazina	Prometazina	Ranitidina	Escopolamina Hbr	Secobarbital	Tietilperazina (espanhol)
C	C	C	C	C	C	C	C	C	C	C	C	C	C	I	
C	C	C	C	C		C	I	C	C			C		C	I	C
C	C	C	C	C		C	I	C	C	C	C	C	C	C	I
							I							I	
I	I	I	I	I	I	I	I	I	I	I	I	I		I	I	I
I	C	C	C	C		C	I	C	I	I	I	I	C	C	I
C	C	C		C		C	I	C	C	C	C	C	C	C	I
C	C	C		C	C	C	I	C	C	C	C		C	I	
C	C	C		C		C	I	C	C	C	C	C	C	C	I
C	C			C		C	I	I		C	C	C	C	C	I
	I			I		I					I				
	C	C		C	C	C	I		C	C	C	C	I	C	I
C		C		I		C	I	C	C	C	C	C	C	C	I
C	C			C		C		C	C	C	C	C	C	C	I
C		C		C	C		I	I	I	C	C	I	C		C
C	I	C			C	I	C	C	C	C	C	C	C	I	
C						I					C	C	C	I	C
C	C	C		C		I	C	C	C	C	C	C	C	I	
I	I			I	I	I		I	I	I	I		C	I	
	C	C		C	I	C			C	C	C	C	I	I	
C	C	C		C	C	C	I	C		C	C	C	C	I	
C	C	C		C		C	I		C		C		C	I	
C	C	C		C	C	C	I	C	C	C		C	I	
	C	C	I	C	C	C		C	C		C		C		C
C	C	C		C	C	C	C	C	C	C	C	C		I	
I	I	I		I	I	I	I	I	I	I	I		I		I
				C				I					C		I

† A compatibilidade parenteral ocorre quando dois medicamentos são misturados sem liquefação, deliquescência ou precipitação. From Skidmore-Roth L: *Mosby's 2016 nursing drug reference*, ed 29, St. Louis, 2016, Mosby; Developed by Providence Memorial Hospital, El Paso, Texas.

Tamanho da Agulha e Volume Injetado conforme Vias Parenterais

	Tamanho da agulha	Volume Injetado (ml)	
		Média	Min – Máx
Intradérmica	13×0,38 mm 13×0,45 mm	0,1	0.0001–1.0
Subcutânea	13×0,45 mm 13×0,5 mm	0,5	0,5–1,5
Ventroglúteo (Glúteo médio)	25×0,8 mm ou 30×0,8 mm	2–4	1–5
Vasto lateral	25×0,8 mm ou 30×0,8 mm	1–4	1–5
Deltoide	25×0,8 mm ou 30×0,8 mm	0,5	0,5–2
Intravenosa em bólus	25×0,7 mm ou 30×0,7 mm	1–10	0,5–50 (ou mais pela infusão contínua)

Irrigação/*Flush* em Dispositivos de Acesso Venoso		
Dispositivo	**Solução/Volume (a depender do protocolo da instituição)**	**Frequência**
Cateter Venoso Periférico	Solução salina (2–5 ml)	Diariamente a cada 8 horas ou antes e após cada uso
Cateter Venoso Central ou Cateter de Hickman (cateter venoso central semi-implantado)	Solução salina ou solução heparinizada 10 unid/ml (5 ml)	Diariamente ou após cada uso
Cateter central de inserção periférica (PICC)	Solução salina ou solução de heparinizada 10 unid/ml (5 ml)	Diariamente ou após cada uso
Groshong® (cateter usado na oncologia)	Solução salina ou solução de heparinizada (10 ml) (20 ml com medicamento viscoso)	Diariamente ou após cada uso
Groshong® implanted (usado na oncologia)	Solução salina (10 ml)	Diariamente ou após cada uso

Continuação

Irrigação em Dispositivos de Acesso Venoso – cont.		
Dispositivo	**Solução/Volume (a depender do protocolo da instituição)**	**Frequência**
Cateter Totalmente Implantado (tórax) (Port-a-cath®)	Agulha com ponta tipo Huber Heparinizado ou sorolizado 10 unids/ml (5 ml)	Mensalmente ou a cada uso

Os protocolos de manutenção dos acessos venosos podem variar conforme instalação e exigir prescrição médica.

Capítulo 2 *Cálculo e Administração de Medicamentos* **47**

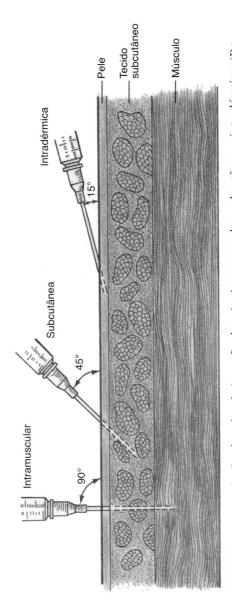

FIGURA 2-1 Comparação dos ângulos de inserção das vias intramuscular, subcutânea e intradérmica. (De Potter PA, Perry AG, Stockert PA, Hall A: *Fundamentals of nursing*, ed 9, St. Louis, 2017, Mosby.)

48 Capítulo 2 *Cálculo e Administração de Medicamentos*

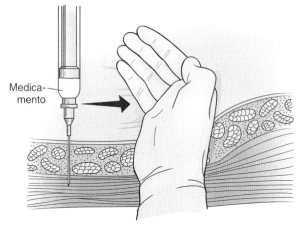

A   Aplicação do medicamento

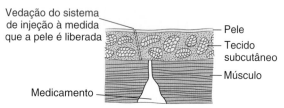

B   Após administração de medicamento

FIGURA 2-2 A Segurar a pele esticada durante a aplicação do medicamento via intramuscular para mover os tecidos e prevenir extravasamentos. **B**, Técnica Z, evitar o refluxo do medicamento para o tecido subcutâneo. (De Potter PA, Perry AG, Stockert PA, Hall A: *Fundamentals of nursing*, ed 9, St. Louis, 2017, Mosby.)

Capítulo 2 *Cálculo e Administração de Medicamentos* **49**

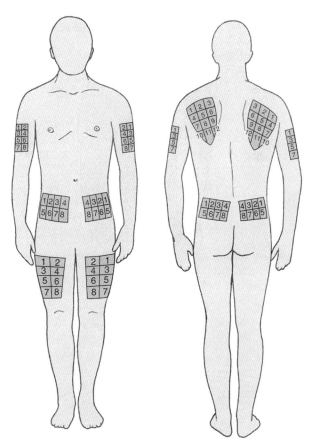

FIGURA 2-3 Locais utilizados para administração de medicamento pela via subcutânea. (De Potter PA, Perry AG, Stockert PA, Hall A: *Fundamentals of nursing*, ed 9, St. Louis, 2017, Mosby.)

50 Capítulo 2 *Cálculo e Administração de Medicamentos*

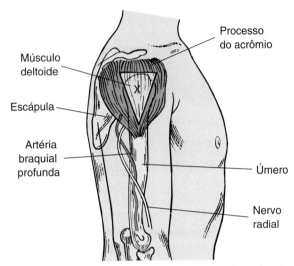

FIGURA 2-4 Administração de medicamento pelo músculo deltoide. (De Potter PA, Perry AG, Stockert PA, Hall A: *Fundamentals of nursing*, ed 9, St. Louis, 2017, Mosby.)

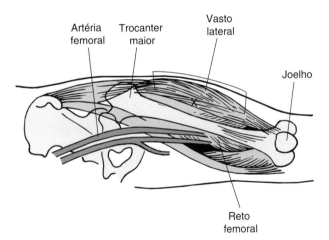

FIGURA 2-5 Administração de medicamento pelo músculo vasto lateral. (De Potter PA, Perry AG, Stockert PA, Hall A: *Fundamentals of nursing*, ed 9, St. Louis, 2017, Mosby.)

Capítulo 2 *Cálculo e Administração de Medicamentos* **51**

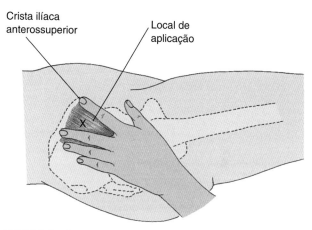

FIGURA 2-6 Administração de medicamento na região ventroglútea. (De Potter PA, Perry AG, Stockert PA, Hall A: *Fundamentals of nursing*, ed 9, St. Louis, 2017, Mosby.)

CAPÍTULO 3

Controle de Infecção

Terminologia Básica (p. 54)
Estágios da Infecção (p. 55)
Processo Inflamatório (p. 55)
Resumo das Precauções (Isolamento) (p. 56)
Tipos de Precaução (Isolamento) (p. 57)
Orientações para a Higienização das Mãos em Serviços de Saúde
(CDC 2011) (p. 58)
Patógenos Resistentes a Antibióticos (p. 59)
Prevenção de Resistência aos Antibióticos (p. 60)
CRE, MRSA E VRE (p. 60)
Bactérias Comuns (p. 61)
Tuberculose (p. 62)
Visão Geral das Doenças Infecciosas mais Comuns (p. 63)
Informações Sobre a *Influenza* (p. 68)
Tipos de Imunidade (p. 73)
Funções dos Anticorpos (p. 73)

Para um estudo mais aprofundado sobre controle de infecção,
consulte as seguintes publicações:

Hospital Infection Control Practices Advisory Committee: *Centers for Disease
Control and Prevention: Guidelines for isolation precautions in hospi-
tals*, Washington, DC, 2007, Public Health Service, US Department of
Health and Human Services.

Potter PA, Perry AG, Stockert PA, Hall A: *Fundamentals of nursing*, ed 9, St.
Louis, 2017, Mosby.

Universal precautions for prevention of transmission of human immunodeficiency virus, hepatitis B virus, and other bloodborne pathogens
in health care settings, *MMWR Morbid Mortal Wkly Rep* 37(suppl 24):
377, 1988.

TERMINOLOGIA BÁSICA

Assepsia Prevenção de deslocamento de microrganismos e patógenos

Assepsia cirúrgica Medidas para manter baixa quantidade de microrganismos patógenos durante a cirurgia

Cadeia de transmissão Caminho da infecção; os componentes do processo infeccioso

Colonização Presença de microrganismos potencialmente infecciosos dentro ou na superfície de um hospedeiro sem causar doença

Contaminação Presença de um agente infeccioso sobre a superfície

Doença Alteração das funções normais dos tecidos e dos processos corporais

Estéril Ausência total de microrganismos

Etiologia Causa da doença

Fonte Ponto em que se inicia a cadeia de infecção

Infecção adquirida no hospital Infecção ausente antes da admissão hospitalar

Imunidade Resistência a uma doença, associada à presença de anticorpos

Infecção Invasão de tecidos por microrganismo(s) que causam doenças

Limpo Presença de microrganismos ou patógenos sem presença visível

Nosocomial termo para doença infecciosa adquirida em hospital

Porta de entrada Forma pela qual os microrganismos entram no organismo

Reservatório Local onde os microrganismos crescem

Sujo Presença de muitos microrganismos ou patógenos; em qualquer objeto

Transmissão Métodos pelos quais os microrganismos se deslocam de um hospedeiro a outro

Transmissibilidade Capacidade de um microrganismo disseminar a doença

Virulência Potencial de um microrganismo produzir doença

ESTÁGIOS DA INFECÇÃO

Convalescência Período de recuperação, em que os sintomas diminuem

Doença Presença de sinais e sintomas específicos

Incubação Desde o contato inicial com o material infeccioso até o início dos sintomas

Pródromo Dos sinais e sintomas inespecíficos até sinais e sintomas específicos (prodrômicos)

PROCESSO INFLAMATÓRIO

Estágio I

Constrição dos vasos sanguíneos, dilatação de pequenos vasos, aumento da permeabilidade vascular, aumento de leucócitos, edema e dor. Os leucócitos iniciam o processo de fagocitose da infecção.

Estágio II

Exsudato com fluidos e células mortas

Seroso Límpido; parte do sangue

Purulento Espesso; pus com leucócitos

Sanguinolento Sangue

Estágio III

Reparação de tecidos. Exemplos incluem:

Regeneração Dos mesmos tecidos

Estroma Tecidos conjuntivos

Parênquima Parte funcional

Fibrosa Cicatriz

56 Capítulo 3 *Controle de Infecção*

RESUMO DAS PRECAUÇÕES (ISOLAMENTO)

Lavagem das mãos Deve ser realizada antes e após o contato com o paciente e também após a remoção das luvas

Luvas Devem ser utilizadas sempre que houver riscos à exposição a fluidos corporais

Máscara e óculos protetores Devem ser utilizados quando houver riscos à exposição a espirros de fluidos corporais

Avental Deve ser utilizado quando houver exposição com risco de sujidade na pele ou na roupa

RCP Deve ser realizada com máscara de bolso ou ventilação mecânica, evitando procedimento boca a boca

Agulhas Não devem ser reencapadas, a menos que se utilize o método de uma mão só e somente se procedimento necessitar reencape; as agulhas devem ter protetores de segurança.

Cuidado: *não desconecte agulha; descarte todos os materiais perfurocortantes imediatamente após o uso.*

Quartos isolados/privados Devem ser usados sempre que possível

Derramamentos Devem ser limpos imediatamente com produto específico e água (uma parte de água sanitária para nove partes de água) desde que o produto seja aprovado pela ANVISA.

Amostra de material biológico Deve ser coletada em recipientes estanques, resistentes a perfurações; o espaço externo do recipiente deve estar livre de materiais contaminantes

Transporte de pacientes Os pacientes com doenças infectocontagiosas devem ser deslocados o mínimo possível

TIPOS DE PRECAUÇÃO (ISOLAMENTO)
Precauções-padrão
- Utilizadas para contribuir na prevenção de infecções nosocomiais
- Usadas ao prestar assistência a todos os pacientes
- Substitui as precauções universais e as precauções relativas ao sangue e aos fluidos corpóreos
- Aplica-se quando houver risco à exposição de sangue e de todos os fluidos corporais, secreções, excreções (exceto suor)
- Pode ser usada mesmo que o sangue não esteja visível
- Também se aplica a cuidados quando a pele não estiver íntegra e mucosas
- Utilizada para reduzir o risco de transmissão de microrganismos

Precauções Baseadas na Transmissão
- Utilizadas em pacientes conhecidos ou suspeitos de estarem infectados com patógenos específicos.
- Existem três subgrupos de precauções baseadas na transmissão.
- Os subgrupos podem ser combinados para doenças com múltiplas formas de transmissão.
- Os subgrupos devem ser utilizados juntamente com as precauções-padrão.

Precauções de Aerossóis
Utilizadas para agentes infecciosos aéreos de 5 micrômetros (μm) ou menos

Precauções de Gotículas
- Utilizadas para agentes infecciosos maiores que 5 micrômetros (μm)
- Gotículas eliminadas da mucosa do nariz ou da boca

58 Capítulo 3 *Controle de Infecção*

- Gotículas eliminadas durante a tosse, espirro ou fala
- Gotículas contraídas a uma distância aproximada de 1 metro ou menos

Precauções de Contato

O contato pode ser direto ou indireto:
- Direto é o contato pele a pele através do toque, ao virar o paciente no leito ou auxiliar no banho.
- O contato indireto é feito por meio do toque em itens contaminados presentes dentro do quarto.

Precauções Adicionais

- Educar pacientes, famílias, visitantes e cuidadores sobre a transmissão das infecções respiratórias e a prevenção das doenças respiratórias.
- Solicitar aos membros da família, aos visitantes e aos cuidadores que permaneçam em casa se estiverem doentes.
- Colocar sinais com instruções e fotos sobre como cobrir a boca durante a tosse e lavar as mãos.
- Usar lenços apropriados quando tossir e espirrar e descartá-los adequadamente.
- Todas as pessoas que apresentem tosse devem utilizar máscara.
- Separar paciente com infecção respiratória de outros pacientes.
- Realizar a higiene das mãos após contato com secreções respiratórias.

ORIENTAÇÕES PARA A HIGIENIZAÇÃO DAS MÃOS EM SERVIÇOS DE SAÚDE (CDC 2011)

Indicações para lavagem e antissepsia das mãos:
- Quando as mãos estão visivelmente sujas ou contaminadas

Capítulo 3 *Controle de Infecção* **59**

- Antes e depois de ter contato direto com pacientes
- Antes de colocar luvas estéreis ao inserir um cateter intravascular central
- Antes de inserir cateteres urinários, cateteres vasculares periféricos ou outros dispositivos invasivos que não necessitem de um procedimento estéril
- Após o contato com a pele intacta do doente
- Após o contato com fluidos corporais ou excreções, mucosas, pele não intacta e curativos de ferida mesmo se as mãos não estiverem visivelmente sujas
- Ao prestar cuidado em uma parte do corpo que esteja contaminada e em seguida prestar cuidado em outra parte não contaminada
- Após o contato com objetos inanimados (incluindo equipamento médico) nas imediações do paciente
- Depois de remover as luvas
- Antes de comer e após usar o banheiro

PATÓGENOS RESISTENTES A ANTIBIÓTICOS

Acinetobacter baumannii Multiresistente (resistente a muitas drogas)

Enterobacteriaceae resistentes a carbapenem (**CRE**) Bactérias gram-negativas que são resistentes à classe de antibióticos carbapenem

Clostridium difficile Resistente a clindamicina; fluoroquinolona-resistente – Cipro (ciprofloxacina) e Levaquin (levofloxacina)

Enterococcus Resistente à vancomicina (**VRE** veja p. 60)

Escherichia coli 80% das bactérias são resistentes a um ou mais antibióticos

60 Capítulo 3 *Controle de Infecção*

Mycobacterium tuberculosis Multirresistente
(Multidroga resistente – MDR-TB)
Salmonella Resistente a nove antibióticos diferentes
Staphylococcus aureus Resistente a meticilina
(MRSA veja p. 69), resistente a linezolida,
resistente à vancomicina (VRSA); ou MRSA
adquirida na comunidade, fora do ambiente
hospitalar (CA-MRSA)
Streptococcus pneumoniae Resistente a penicilina
Streptococcus pyogenes (grupo A strep) Resistente
aos macrolídeos

PREVENÇÃO DE RESISTÊNCIA AOS ANTIBIÓTICOS

- Lavar as mãos e utilizar produtos à base de álcool
  para reduzir a propagação de bactérias.
- Aderir a todas as políticas e procedimentos
  organizacionais de controle de infecção.
- Utilizar equipamentos em pacientes de forma
  individualizada, quando possível.
- Limpar regularmente as superfícies do ambiente
  e na presença de sujidades.
- Usar equipamento de proteção individual (EPI)
  de acordo com a política de controle de infecção.
- Utilizar antibióticos somente quando necessário e
  completar cada ciclo de antibióticos conforme
  prescrito.

CRE, MRSA E VRE

CRE *Enterobacteriaceae* resistente a Carbapenem
MRSA *Staphylococcus aureus* resistente a meticilina
VRE *Enterococcus* resistente à vancomicina
Essas são três das infecções mais difíceis de
tratar.
Use **PRECAUÇÕES DE CONTATO** para contato
com pele ou fluido corporal em infecções por
CRE, MRSA, ou VRE

Use **PRECAUÇÕES DE GOTÍCULAS** para uma infecção respiratória por MRSA e na presença de MRSA em secreções traqueais.

Precauções Padrão para MRSA
Máscaras Necessárias se o doente apresentar o trato respiratório colonizado ou uma infecção ativa; deve usar quando realizar aspiração ou quando o paciente tem uma tosse produtiva

Avental Necessário se estiver em contato com secreções

Luvas Necessárias para todo contato com itens que possam estar contaminados

Quarto isolado Se possível ou com outros doentes com MRSA e sem outras infecções

Precauções Padrão para CRE e VRE
Máscaras Necessárias se houver risco de contato com secreções

Avental Necessário se houver risco de contato com secreções

Luvas Necessárias para todo contato com itens que possam estar contaminados

Quarto isolado Se possível ou com pacientes com CRE ou VRE e sem outras infecções

BACTÉRIAS COMUNS
A seguir, bactérias encontradas na microbiota do corpo humano.

Boca *Actinomyces, Bacteroides, Candida albicans, Corynebacterium, Enterobacter, Fusobacterium, Lactobacillus, Peptococcus, Peptostreptococcus, Staphylococcus, Streptococcus, Torulopsis, Veillonella*

Esôfago e estômago Nenhuma; geralmente microrganismos da boca ou de alimentos

Genitália *Bacteroides, Candida albicans, Corynebacterium, Enterococcus, Fusobacterium, Mycobacterium, Mycoplasma, Neisseria, Staphylococcus, Streptococcus*

Íleo (inferior) *Bacteroides, Clostridium, Enterobacter, Enterococcus, Lactobacillus, Mycobacterium, Staphylococcus*

Íleo (superior) *Enterococcus, Lactobacillus*

Intestino grosso *Acinetobacter, Actinomyces, Alcaligenes, Bacteroides, Clostridium, Enterobacter, Enterococcus, Eubacterium, Fusobacterium, Mycobacterium, Peptococcus, Peptostreptococcus*

Nariz *Corynebacterium, Enterobacter, Haemophilus, Moraxella, Neisseria, Staphylococcus, Streptococcus*

Olhos *Corynebacterium, Enterobacter, Haemophilus, Moraxella, Neisseria, Staphylococcus, Streptococcus*

Orelha *Corynebacterium*, diphtheroids, saprophytes, *Staphylococcus, Streptococcus*

Orofaringe *Corynebacterium, Enterobacter, Haemophilus, Staphylococcus, Streptococcus*

Pele *Bacillus, Candida albicans, Corynebacterium, Dermatófitos, Enterobacter, Peptococcus, Propionibacterium acnes, Staphylococcus, Streptococcus*

TUBERCULOSE
Agente
- *Mycobacterium tuberculosis* (Note que algumas cepas estão se tornando resistentes aos antibióticos.)
- Tuberculose bovina (*Mycobacterium bovis*), que é transmitida por meio de bovinos e leite não pasteurizado

Reservatório
- Humanos, principalmente
- Gado doente

Capítulo 3 *Controle de Infecção* **63**

- Texugos*
- Outros mamíferos de pequeno porte

Modo de Transmissão
- Por meio de gotículas
- Invasão direta através das membranas mucosas

Incubação
- 4 a 12 semanas
- O risco subsequente de infecção pulmonar é maior no primeiro ano
- As alterações podem persistir por toda a vida

Prevenção
- Educação sobre o modo de transmissão e diagnóstico precoce
- Monitorização de grupos de risco (pessoas soropositivas, imigrantes recentes, pessoas sem-abrigo, pessoas que residem em pequenos espaços com muitas pessoas)
- Relatar novos casos aos serviços de saúde pública.
- Implementar imediatamente as precauções-padrão e as precauções por aerossóis baseadas na transmissão com quaisquer casos suspeitos (p. 57)
- Eliminar a tuberculose entre o gado leiteiro
- Consumir leite pasteurizado

VISÃO GERAL DAS DOENÇAS INFECCIOSAS MAIS COMUNS
- Precauções-padrão são necessárias para todas as pessoas com doenças infecciosas – independentemente do tipo de doença (p. 57)
- Verificar os requerimentos necessários para comunicar às autoridades as doenças infecciosas

---

* Nota da Revisão Científica – no Brasil não se costuma consumir este tipo de animal

64 Capítulo 3 *Controle de Infecção*

HIV (AIDS)

Transmissão por meio de sangue e fluidos corporais, contato sexual, compartilhamento de agulhas/seringas intravascular, sangue contaminado e transmissão da mãe para o feto

Considerações
Educação sobre o modo de transmissão, evitar contato sexual com pessoas infectadas, uso de preservativos, triagem adequada de todos os produtos sanguíneos para transfusão e manuseio adequado de agulhas e outros materiais contaminados

Varicela/Herpes-zóster (Vírus *Herpes zoster*)

Transmissão por meio de aerossóis* ou por contato direto em lesões expostas

Considerações
Isolamento de contato, evitar contato direto em lesões e administração da imunoglobulina da varicela-zóster. Os cuidadores devem ser vacinados contra a varicela. Novas vacinas estão disponíveis

Clamídia

Transmissão por contato sexual

Considerações
Educação pública; uso de preservativos

Rubéola

Transmissão através de gotículas**

Considerações
Educação sobre vacinas e cuidados pré-natais; evitar contato

---

* Nota da Revisão Científica – partículas respiratórias, menores que 5 micrômetros
** Nota da Revisão Científica – partículas respiratórias, maiores que 5 micrômetros

Capítulo 3 *Controle de Infecção* **65**

Gonorreia
Transmissão através de secreções vaginais, sêmen, contato sexual
Considerações
Educação pública sobre o modo de transmissão; uso de preservativos. Algumas cepas são resistentes aos antibióticos

Hepatite A e Hepatite E
Transmissão por contato direto com água, alimentos ou fezes
Considerações
Lavagem das mãos antes de tocar os alimentos, tratamento adequado de água e esgoto, notificação de casos, vacinação com imunoglobulina quando se viaja para áreas de alto risco, atenção adequada aos contaminantes

Hepatite B
Transmissão por meio de todos os fluidos de uma fonte infectada
Considerações
Vacinação contra hepatite B, educação pública, triagem de sangue, uso de luvas no manuseio de secreções, esterilização adequada de equipamento, notificação de todos os casos conhecidos

Hepatite C
Transmissão através de sangue, plasma e agulhas contaminados
Considerações
Ver Hepatite B

Hepatite D
A hepatite D pode desenvolver-se em indivíduos com hepatite B ativa e em portadores da hepatite D
Considerações
A vacina para a hepatite B protege contra a hepatite D e pode ser recomendada pelo médico do paciente

66 Capítulo 3 *Controle de Infecção*

Sarampo
Transmissão através de aerossóis* suspensas no ar ou contato direto com lesões
Considerações
Educação pública sobre a vacina; evitar o contato com pessoas infectadas

Meningite (Bacteriana)
Transmissão através de gotículas suspensas no ar maior que 5 micrômetros ou contato direto
Considerações
Educação pública, vacinação; profilaxia precoce dos contatos expostos

Mononucleose (doença do beijo)
Transmissão através da saliva
Considerações
Educação pública; boa higiene

Caxumba
Transmissão por meio de gotículas maiores que 5 micrômetros e pela saliva
Consideração
Vacinação

Pneumonia
Transmissão através de gotículas suspensas no ar
Considerações
Vacinação; boa higiene; algumas cepas são resistentes a antibióticos

Poliomielite (paralisia infantil)
Transmissão via contato fecal-oral
Consideração
Vacinação

---

* Nota da Revisão Científica – gotículas menores que 5 micrômetros

Salmonelose
Transmissão por ingestão de alimentos contaminados
Considerações
Cozinhar e armazenar adequadamente os alimentos; lavagem adequada das mãos antes da preparação dos alimentos

Sífilis
Transmissão por contato sexual, contato direto com lesões e transfusões sanguíneas
Considerações
Educação pública sobre transmissão, triagem pré-natal, acompanhamento pré-natal; uso de preservativos; triagem do sangue

Tétano
Transmissão por meio do contato direto de lesões na pele com solo ou fezes infectadas
Considerações
Educação pública sobre o modo de transmissão, vacinação

Tuberculose
Transmissão através de aerossóis*; TB bovina por meio do leite não pasteurizado
Considerações
Educação pública sobre a doença, notificação de paciente infectado, melhoria das condições de vida em relação a aglomerados de pessoas e pasteurização do leite

Febre Tifoide
Transmissão através de água contaminada, urina ou fezes

---

* Nota da Revisão Científica – gotículas menores que 5 micrômetros

68 Capítulo 3 *Controle de Infecção*

Considerações
Higiene adequada, água potável, tratamento adequado de esgotos e vacinação

Coqueluche (tosse comprida)
Transmissão através de gotículas presentes no ar[*] e secreção nasal
Considerações
Vacinação, uso de máscaras quando perto de pacientes infectados, notificação de todos os casos

INFORMAÇÕES SOBRE A *INFLUENZA*

- Sintomas incluem febre, dor de cabeça, boca seca, fadiga, dor de garganta e dores musculares.
- Até 20% dos americanos contraem a gripe todos os anos.
- *Influenza* em conjunto com a pneumonia é a sexta causa de morte nos Estados Unidos entre os idosos.
- Uma pessoa não pode contrair a gripe a partir de uma vacina.
- Como os vírus da gripe pode sofrer mutação de ano para ano, uma vacina anual contra a gripe é necessária a cada outono.
- No Brasil, o melhor momento para receber uma vacina contra a gripe é de abril a junho.
- A vacina contra a gripe não protege de outras doenças, como resfriados, bronquite ou gastrite.
- As vacinas podem prevenir até 50% das 140.000 hospitalizações e 80% das 300.000 mortes que ocorrem a cada ano (dados norte-americanos).
- *Influenza* pode agravar doenças cardíacas, pulmonares e diabetes.
- *Influenza* pode levar a pneumonia.

---

[*] Nota da Revisão Científica – maiores que 5 micrômetros

Capítulo 3 *Controle de Infecção* **69**

| Informações sobre a Doença Pneumocócica em Adultos |

- Infecção ou inflamação dos pulmões.
- Associada a gripe, é a sétima principal causa de morte nos Estados Unidos.
- São várias as causas etiológicas, incluindo bacterianas, virais, fúngicas, micoplasmas e química.
- *Streptococcus pneumoniae* é a causa mais comum de pneumonia bacteriana. É uma forma de pneumonia em que há vacina disponível.
- Acredita-se que metade de todas as pneumonias seja causada por vírus.
- As pneumonias virais podem se agravar se houver invasão bacteriana com sintomas típicos de pneumonia bacteriana.
- O maior risco de pneumonia pneumocócica é geralmente entre pessoas que têm doenças crônicas do pulmão ou do coração, anemia falciforme, diabetes, indivíduos em período de recuperação de doença ou aqueles com mais de 65 anos de idade.
- A prevenção pode se dar com a administração de vacinas em pessoas a partir dos 65 anos, tabagistas, ou em pessoas que apresentem uma condição de saúde frágil
- Não se contrai doenças pneumocócicas a partir de uma vacina.
- A vacina pode ser administrada em qualquer época do ano.
- A vacina pode ser administrada ao mesmo tempo que a vacina contra a gripe.
- As vacinas contra pneumococos e herpes zoster não devem ser administradas no mesmo dia.

Contribuição da National Foundation for Infectious Diseases.

Técnica para Coleta de Amostra de Material Biológico		
Quantidade necessária*	**Dispositivo para Coleta**	**Coleta e Transporte da Amostra**
Cultura de ferida		
Somente com solução salina normal	Cotonete com algodão ou seringas, ambos esterilizados	Coloque o frasco esterilizado ou tubo de cultura em uma superfície limpa. Depois de esfregar o centro da ferida, segure o frasco de coleta. Insira com cuidado o cotonete sem tocar no frasco. Depois de lavar as mãos e segurar o topo do frasco, transfira o frasco rotulado** para dentro de embalagem adequada para transporte até o laboratório.

Cultura de Sangue		
10 ml por frasco de cultura de duas punções venosas de locais diferentes (o volume pode diferir com base em recipientes de coleta)	Seringas e frascos de meio de cultura	Realize punção venosa em dois locais diferentes para diminuir a probabilidade de ambas as amostras estarem contaminadas pela microbiota da pele. Lave as mãos. Limpe a área. Injete 10 ml de sangue em cada frasco. Etiquete** as amostras conforme protocolo e normas e as envie para o laboratório.

Cultura de Fezes		
Pequena quantidade, aproximadamente o tamanho de uma noz	Um frasco limpo com tampa para vedação (não é necessário ser esterilizado) e uma espátula	Use uma espátula para coletar a quantidade necessária de fezes. Transfira as fezes para o frasco sem tocar a superfície externa. Lave as mãos e coloque a etiqueta de identificação.** Transfira o frasco de amostra para dentro do saco limpo e transporte-o até o laboratório.

Técnica para Coleta de Amostra de Material Biológico – Cont.

Quantidade necessária*	Dispositivo para Coleta	Coleta e Transporte da Amostra
		Cultura de Urina
1–5 ml	Seringa e frasco esterilizado	Use a seringa para coletar a amostra se o paciente estiver com cateter de Foley. Solicite ao paciente que siga o procedimento para obter uma amostra limpa se não for cateterizada. Transfira a urina para um recipiente estéril, proveniente da seringa ou de outro recipiente usado. Lave as mãos e identifique o recipiente. ** Transfira a amostra rotulada para um saco limpo e transporte-a até o laboratório.

*Protocolos de cada instituição podem diferir no tipo de recipientes, quantidade da amostra necessária e armazenamento. De Potter PA, Perry AG, Stockert PA, Hall A: Fundamentos de enfermagem, ed 9, St. Louis, 2017, Mosby.
**Nota da Revisão Científica – de acordo com as novas orientações, para evitar erros na identificação do paciente, recomenda-se que se identifique o frasco antes da coleta.

TIPOS DE IMUNIDADE

Ativa – Anticorpos produzidos no corpo; longa atuação
- **Natural** – Anticorpos produzidos durante uma infecção ativa
  - *Exemplos*: Varicela, caxumba, sarampo
- **Artificial** – Vacina produzida a partir de antígenos reais
  - *Exemplos*: Caxumba, sarampo, rubéola (MMR)

Passiva – Anticorpos produzidos fora do corpo; curta atuação
- **Natural** – Anticorpos que passam de mãe para criança através da placenta e do leite materno
- **Artificial** – Soro injetado artificialmente

FUNÇÕES DOS ANTICORPOS

IgM Resposta primária; ativa o sistema complemento; estimula a ingestão pelos macrófagos; principal anticorpo do sangue

IgG Anticorpo mais abundante; principal anticorpo das reações imunes; produzido após IgM; é o único anticorpo que atravessa a placenta; desempenha função antitoxina e antiviral

IgA Principal anticorpo do trato GI; encontrado nas lágrimas, saliva, suor, leite materno; protege o revestimento epitelial

IgD Apresenta concentrações mínimas; função desconhecida

IgE Desempenha função para reações alérgicas

CAPÍTULO 4

Avaliação Básica de Enfermagem

Entrevista com o Paciente (p. 76)
Avaliação Funcional (p. 77)
Estratégias para Entrevista (p. 79)
Avaliação Cultural (p. 79)
Avaliação Espiritual (p. 80)
Exame Físico (p. 81)
Técnicas do Exame Físico (p. 83)
Doenças Provenientes dos Extremos de Temperatura (p. 87)
Quando Mensurar os Sinais Vitais (p. 89)
Pulso (p. 90)
Locais de Verificação do Pulso (p. 91)
Respiração (p. 92)
Pressão Arterial (p. 93)

Para um estudo mais aprofundado sobre avaliação básica de enfermagem, consulte as seguintes publicações:

Ball JW, et al.: *Seidel's guide to physical examination*, ed 8, St. Louis, 2015, Mosby.

Lewis SM, et al.: *Medical-surgical nursing*, ed 9, St. Louis, 2014, Mosby.

Nugent P, Green J, Hellmer Saul MA, Pelikan P: *Mosby's comprehensive review of nursing for the NCLEX-RN examination*, ed 20, St. Louis, 2012, Mosby.

Potter PA, Perry AG, Stockert PA, Hall A.: *Fundamentals of nursing*, ed 9, St. Louis, 2017, Mosby.

ENTREVISTA COM O PACIENTE
Dados demográficos
Inclui nome, endereço, gênero, idade, data de nascimento, estado civil, religião, raça, escolaridade, ocupação, *hobbies*, eventos significativos de vida

Histórico de Saúde
Inclui histórico de uso de tabaco, doença cardíaca, uso ou abuso de álcool e/ou outras drogas, cirurgias, lesões, doenças na infância e histórico de vacinação, hipertensão, diabetes, artrite, convulsões, câncer, alterações emocionais, transfusão, alergia a medicamento ou alimento, percepção de sua saúde ou doença, estilo de vida, hábitos de higiene, hábitos alimentares, práticas de saúde

Histórico Médico Familiar
Inclui histórico de doença cardíaca, uso e abuso de álcool e outras drogas, diabetes, artrite, câncer, alterações emocionais

Situação de Saúde Atual
Razões para procurar ajuda ou queixa principal; incluem *check-up* anual, acompanhamento de saúde, segunda opinião, novos sintomas, monitoramento de problemas de saúde pré-existentes

Histórico da Doença
Incluem localização e qualidade dos sintomas, cronologia, fatores que agravam e que aliviam, sintomas associados, interferências no estilo de vida, ações usadas para lidar com os sintomas, revisão dos sistemas do corpo

Medicações
Prescritas, usadas ocasionalmente, isentas de prescrições, ervas (medicamentos naturais)

CAPÍTULO 4 *Avaliação Básica de Enfermagem* **77**

AVALIAÇÃO FUNCIONAL

Percepção do Estado de Saúde

Saúde em geral (boa, mediana, ruim)
Uso de tabaco ou álcool (quantidade e há quanto
    tempo)
Medicamentos prescritos ou automedicação (lista)
Práticas de higiene

Nutrição

Tipo de dieta (lista)
Hábito de consumir lanches (sim/não, que tipo)
Ingestão de líquidos (tipos de líquidos)
Restrição de líquidos (sim/não)
Pele (normal, seca, ressecada)
Dentes (próprios, próteses, pontes)
Peso (ganho ou perda recente)

Respiração e Circulação

Alterações respiratórias (falta de ar)
Histórico de uso de tabaco
Alterações circulatórias (dor torácica, edema, marca-
    passo)

Eliminação

TGI superior (náusea, vômito, disfagia, desconforto)
Intestinos (frequência, consistência, última
    evacuação, ostomia)
Bexiga (incontinência, disúria, urgência, frequência,
    noctúria, hematúria)

Atividade e Exercício

Nível de Energia / Nível de disposição / atividade
    (alto, normal, baixo)
Padrões de Exercício e Atividade (alterações recentes)
Necessidade de auxílio para (comer, tomar banho,
    vestir)
Faz uso de aparelhos de auxílio à locomoção
    (bengala, andador, cadeira de rodas, muletas)

78 CAPÍTULO 4 *Avaliação Básica de Enfermagem*

Sono
Problemas (em adormecer, para acordar cedo, total
de horas por noite, presença de cochilos)
Métodos usados para facilitar o sono
Sensações ao acordar (cansado (a), revigorado (a))

Cognitivo
Nível Educacional
Necessidades especiais de aprendizado
Barreiras de comunicação (lista)
Perda de memória (sim/não)
Desenvolvimento de acordo com a idade
Lê Português* (sim/não)
Outros idiomas (lista)

Sensorial
Audição e visão (sem problemas, deficiências, uso de
dispositivos)
Dor (sim/não, como é gerenciada)

Enfrentamento (*Coping*) e Estresse
Necessidades especiais (serviços sociais, suporte
financeiro)
Poderá precisar de (cuidados em domicílio [*home
care*], casa de repouso)
Estratégias de enfrentamento usadas pelo paciente

Autopercepção
Como a doença ou o bem-estar está afetando o
paciente
Preocupações com a imagem corporal ou autoestima

Papéis e Relacionamentos
Contatos importantes ou de emergência
Papéis primários, secundários ou terciários
Mudanças de função causadas por doença ou bem-estar
Conflitos de papéis causados por doença ou bem-estar

---

* Nota da Revisão Científica – adaptado à realidade brasileira.

Sexualidade

Último período menstrual, menopausa, exame da
mama
Exame testicular
Como a doença pode afetar a sexualidade
Como a hospitalização pode afetar a sexualidade
Dúvidas, necessidades ou preocupações adicionais

Valores e Crenças

Afiliação religiosa ou cultural
Crenças religiosas ou culturais relativas à saúde ou à
doença
Restrições relacionadas com feriados ou alimentos
durante a hospitalização
Restrições religiosas ou culturais sobre
medicamentos ou tratamentos
Ritos religiosos ou culturais necessários durante a
hospitalização
Clérigo ou líder religioso solicitado durante a
hospitalização

ESTRATÉGIAS PARA ENTREVISTA

Perguntas abertas: "Como posso ajudá-lo?"
Resumindo informações: "Tosse e chiado parecem
ser suas preocupações."
Afirmações reflexivas: "Você parece estar com falta
de ar."
Conduzindo a entrevista: "O seu escarro é verde?"
Perguntas focadas: "Você está com falta de ar agora?"
Esclarecimento: "Quando foi a última vez que fez
uso de inalador?"
Confirmação: "Então você disse que sua falta de ar
ficou pior ontem?"
Incentivo: "Me fale mais sobre sua respiração."

AVALIAÇÃO CULTURAL

Inclua informações introdutórias, tais como:

80 CAPÍTULO 4 *Avaliação Básica de Enfermagem*

- Nome do paciente, unidade ou número do quarto
- Data de admissão, diagnóstico
- Previsão de tempo de permanência

Informações sobre o país podem ser importantes:

- Qual é a afiliação cultural ou étnica?
- Em que país nasceu o paciente?
- Há quanto tempo ele trabalha no Brasil?*

Avaliar as necessidades linguísticas:

- O paciente precisa de um intérprete (que idioma)?
- O paciente precisa de uma ferramenta de comunicação (quadro de linguagem)?

Avaliar práticas culturais:

- Existem rituais especiais que deveriam ser considerados?
- Existem práticas de saúde que deveriam ser consideradas?
- Como a doença afetará as práticas culturais?
- Como a doença afetará os rituais culturais?

Avaliar os suportes culturais:

- Que suportes culturais ou étnicos podem ajudar seu paciente?
- A quem o paciente pede ajuda?
- Como o paciente descreve sua família?
- Quem é a principal fonte de apoio do paciente?
- Quem é a principal fonte de esperança do paciente?

AVALIAÇÃO ESPIRITUAL

Inclua informações introdutórias, tais como:

- Nome do paciente, unidade ou número do quarto
- Data de admissão, diagnóstico
- Previsão de tempo de permanência
- Religião
- Clérigo local e seu número de telefone

---

* Nota da Revisão Científica – adaptado à realidade brasileira.

CAPÍTULO 4 *Avaliação Básica de Enfermagem* **81**

Avaliar possíveis apoios religiosos:
- Padre, pastor, rabino, xamã, outros
- Necessidade de oração ou igreja
- Necessidade de confissão, comunhão, música religiosa
- A necessidade de uma Bíblia, Corão, livros de oração

Avaliar práticas religiosas:
- Existem rituais especiais que precisam ser considerados?
- Existem práticas de saúde especiais que precisam ser consideradas?
- Existem necessidades dietéticas religiosas especiais?
- Há um horário especial de oração que deve ser respeitado e garantido?
- Existem rituais especiais de jejum que devem ser respeitados?
- Como a doença afetará as práticas religiosas?
- Como a doença afetará rituais religiosos?

Avaliar os apoios religiosos:
- Que apoio religioso pode ajudar seu paciente?
- A quem o paciente pede ajuda?
- Como o paciente descreve sua família?
- Quem é a principal fonte de apoio do paciente?
- Quem é a principal fonte de esperança do paciente?
- Para onde seu paciente se volta em busca de conforto?
- O que dá significado à vida de seu paciente?
- Seu paciente acredita que a doença é uma punição?

EXAME FÍSICO
Aparência
Estágio do desenvolvimento, saúde geral, características marcantes, altura, peso, comportamento, postura, habilidades de comunicação, arrumar-se, higiene

82　**CAPÍTULO 4**　*Avaliação Básica de Enfermagem*

Pele
Cor, consistência, temperatura, turgor, integridade, textura, lesões, membranas mucosas

Cabelo
Cor, textura, quantidade, distribuição

Unhas
Cor, textura, forma, tamanho

Neurológico
Reatividade pupilar, respostas motoras e verbais, marcha, reflexos, exames neurológicos

Musculoesquelético
Movimentos, marcha, tônus, postura

Cardiovascular
Frequência e ritmo cardíaco, sinal de Homans, pulsos e temperatura periférica, edema

Respiratório
Frequência, ritmo, profundidade, esforço, qualidade, expansão, tosse, sons respiratórios, expectoração (produção, cor e quantidade), presença de traqueostomia

Gastrointestinal
Forma/Contorno abdominal, sons intestinais, náuseas, vômitos, cuidados e tipo de ostomia, frequência fecal, consistência, presença de sangue

Genitourinário
Cor da urina; característica, quantidade, odor, ostomia

CAPÍTULO 4 *Avaliação Básica de Enfermagem* 83

Classificação dos Sons de Percussão			
Sons	**Frequência**	**Duração**	**Exemplo**
Maciço	Alta	Curta	Músculo
Submaciço	Média	Média	Fígado, coração
Claro pulmonar	Baixa	Longa	Pulmão
Hiper-ressonante	Mais baixa	Mais longa	Enfisema pulmonar
Timpânico	Muito baixa	Muito Longa	Estômago, cólon

TÉCNICAS DO EXAME FÍSICO

Inspeção Por meio da observação visual ou auditiva

Ausculta Sons captados por meio de um estetoscópio

Palpação Por meio do toque

Dedos: utilizados para verificar textura, umidade e forma

Mão espalmada: utilizada para verificar vibração

Dorso da mão: utilizado para verificar temperatura

Percussão Por meio de golpe que permite avaliar o som

Percussão leve: utilizada para avaliar sensibilidade e densidade

Percussão forte: utilizada para avaliar reflexos

TEMPERATURA

Temperatura Oral		
	C°	**F°**
Infantil	36–38	96,8–100,4
Criança	37	98,6
Adulto	37	98,6
Idoso	35–36,1	95–97

84 CAPÍTULO 4 *Avaliação Básica de Enfermagem*

Tempo necessário para ler o termômetro digital	**Tempo necessário para ler o termômetro timpânico**
Segure o termômetro no local até que o sinal luminoso ou sonoro indique a leitura	Segure o termômetro no local até que a leitura seja exibida (~ 2 segundos)

Distância de Inserção para Termômetro Retal
Criança: 2,5 cm
Adulto: 3,8 cm

Fatores que influenciam a temperatura
Idade Crianças e idosos respondem drasticamente à mudança de temperatura.
Exercício físico O aumento de exercício aumenta a produção de calor.
Hormônios As flutuações hormonais podem causar flutuações de temperatura.
Estresse O estresse físico e emocional pode aumentar a temperatura corporal.

Vantagens e Desvantagens dos Métodos de Verificação da Temperatura

Axilar

Vantagens	Desvantagens
Seguro, baixo custo e não invasivo	Necessário longo tempo para verificação
Pode ser usado em pacientes recém-nascidos e inconscientes	Não é recomendada em situações de mudanças rápidas

Descartável

Vantagens	Desvantagens
Seguro	Pode ser Menos preciso
Não invasivo	Alto custo
Confortável	
Recomendável em pacientes em isolamento	

CAPÍTULO 4 *Avaliação Básica de Enfermagem* 85

Vantagens e Desvantagens dos Métodos de Verificação da Temperatura

Eletrônico

Vantagens	Desvantagens
Rápida mensuração (4 segundos)	Pode ser Menos preciso
Ideal para crianças, pois é inquebrável	Risco de transferir infecção nosocomial

Oral

Vantagens	Desvantagens
Confortável, preciso, fácil de mensurar	Não recomendado para aqueles que se submeteram a cirurgia oral ou que apresentam epilepsia
Reflete mudanças rápidas na temperatura central	

Retal

Vantagens	Desvantagens
Muito confiável	Pode não captar a mudança na temperatura central durante mudanças rápidas
	Não deve ser utilizado em pacientes com diarreia ou que tenham se submetido a cirurgia retal

Pele

Vantagens	Desvantagens
Seguro, baixo custo e não invasivo	Pode não captar a mudança na temperatura central durante mudanças rápidas
Pode ser usado em recém-nascidos	

86 CAPÍTULO 4 *Avaliação Básica de Enfermagem*

Vantagens e Desvantagens dos Métodos de Verificação da Temperatura	
Timpânico	
Vantagens	**Desvantagens**
Seguro, baixo custo e não invasivo	Não pode ser usado juntamente com aparelhos auditivos
Preciso e rápida mensuração	Otite média pode alterar o resultado da leitura

Fatores Especiais
Ciclo Circadiano Temperaturas mais baixas durante as manhãs; e mais elevadas no período da tarde

Hormônios A progesterona provoca o aumento da temperatura

Emoções A ansiedade provoca o aumento da temperatura

Sinais Clínicos de Febre
Início Aumento da frequência cardíaca, aumento da frequência respiratória, palidez, pele fria, cianose, calafrios, diminuição da sudorese, aumento da temperatura

Ao longo do curso Pele ruborizada e morna; aumento da frequência cardíaca e respiratória; aumento de sede; desidratação suave; sonolência; inquietação; diminuição de apetite; fraqueza

Final da febre Pele ruborizada, diminuição dos tremores, desidratação, diaforese

Padrões de Febre
Por Fungo (infecção) Eleva-se lentamente e permanece alto

CAPÍTULO 4 *Avaliação Básica de Enfermagem* **87**

Intermitente Variação entre febre e temperatura normal ao longo do dia

Persistente ou sustentada Febre permanece presente, elevada ou baixa; frequentemente causada por tumores no sistema nervoso central

Recorrente Febre por vários dias, alternando com temperaturas normais; frequentemente causada por parasitas ou infecções do trato urinário

Remitente Oscilações entre picos e quedas de temperatura, sem retorno para níveis de normalidade; frequentemente observada em abscessos, tuberculose ou vírus *influenza*

Séptica (infecção) Picos muito elevados, frequentemente causa calafrio e de diaforese; frequentemente causados por gram-negativos

DOENÇAS PROVENIENTES DOS EXTREMOS DE TEMPERATURA

Temperatura corporal média **37 °C ou 98,6 °F**

Frostbite é causado à pele provocado pelo frio extremo. A partir ou abaixo de 0 °C (32 °F), os vasos sanguíneos próximos à pele se contraem. Tratamento: Aqueça lentamente.

Insolação Temperatura acima de 42,2 °C ou 108 °F; pele quente, vermelha, seca ou úmida
Tratamento: Mover-se para local mais frio; compressa fria na região inguinal e axilar; considerada emergência médica!

Exaustão por calor Respiração fria, úmida, pesada, desmaio
Tratamento: Mover-se para local mais frio; aplicação de frio, panos úmidos; procurar atendimento médico se apresentar vômito

Câimbras de calor Espasmo muscular
Tratamento: reposição de fluidos; promover resfriamento

88 CAPÍTULO 4 *Avaliação Básica de Enfermagem*

Hipertermia Qualquer temperatura acima do normal; hipertermia grave é indicada por temperatura de 42,2 °C (108 °F) ou acima

Tratamento: reposição de fluidos; promover resfriamento

Hipotermia (Fases)

Fase 1 – Suave: A temperatura corporal cai de 1 °C a 2 °C (1,8 °F a 3,6 °F). Tremores ocorrem. Não é possível executar tarefas complexas com as mãos. Os vasos sanguíneos nas extremidades externas se contraem. A respiração torna-se rápida e superficial. Pelos arrepiados para criar uma camada isoladora de ar ao redor do corpo

Fase 2 – Moderada: A temperatura do corpo cai de 2 °C a 4 °C (3,6 °F a 7,2 °F). Tremores intensos. Descoordenação muscular torna-se aparente. Confusão mental suave, embora a vítima possa parecer alerta. A vítima torna-se pálida. Os lábios, orelhas, dedos e dedos dos pés podem ficar azuis

Fase 3 – Grave ou Severa: A temperatura do corpo cai abaixo de 32 °C ou 90 °F. Os tremores podem cessar, dificuldade em falar, pensamento lento, amnésia; a incapacidade de usar as mãos e tropeçar normalmente estão presentes. A pele torna-se azul e edemaciada, coordenação muscular muito pobre, considerável dificuldade em andar, a vítima exibe comportamento incoerente ou irracional. As frequências de pulso e respiração diminuem, mas podem ocorrer frequências cardíacas variáveis (taquicardia ventricular, fibrilação atrial). Os órgãos principais falham

Tratamento: Aqueça lentamente

QUANDO MENSURAR OS SINAIS VITAIS

- Na admissão, alta ou em visitas domiciliares
- Antes e depois de todos os procedimentos e testes de diagnóstico
- Antes, durante e depois das transfusões de sangue e administração de medicamentos que afetam as funções cardiovasculares ou respiratórias
- Quando o paciente relata o início ou mudança de sintomas ou qualquer alteração física

Conversões de Temperatura*		
°F – °C	°F – °C	°F – °C
95,0-35,0	100,2-37,9	105,1-40,6
95,2-35,1	**100,4-38,0**	105,4-40,8
95,4-35,2	100,6-38,1	105,6-40,9
95,5-35,3	100,8-38,2	**105,8-41,0**
95,7-35,4	101,0-38,3	106,0-41,1
95,9-35,5	101,1-38,4	106,2-41,2
96,1-35,6	101,3-38,5	106,3-41,3
96,3-35,7	101,5-38,6	106,5-41,4
96,6-35,9	101,7-38,7	106,7-41,5
96,8-36,0	102,0-38,8	106,9-41,6
97,0-36,1	**102,2-39,0**	107,2-41,8
97,2-36,2	102,4-39,1	107,4-41,9
97,3-36,3	102,6-39,2	**107,6-42,0**
97,5-36,4	102,8-39,3	107,8-42,1
97,7-36,5	103,0-39,4	108,0-42,2
97,9-36,6	103,1-39,5	108,1-42,3
98,2-36,8	103,3-39,6	108,3-42,4
98,4-36,9	103,6-39,8	108,5-42,5

90 CAPÍTULO 4 *Avaliação Básica de Enfermagem*

Conversões de Temperatura*		
°F – °C	°F – °C	°F – °C
98,6-37,0	103,8-39,9	108,7-42,6
98,8-37,1	**104,0-40,0**	109,0-42,7
98,9-37,2	104,2-40,1	109,2-42,9
99,1-37,3	104,4-40,2	109,4-43,0
99,4-37,4	104,5-40,3	109,6-43,1
99,5-37,5	104,7-40,4	109,8-43,2
100,0-37,8	105,0-40,5	109,9-43,3

Para converter para Celsius: $C = (F - 32) \times 5/9$.
As principais temperaturas são em negrito.
* Para converter para Fahrenheit: $F = (C \times 9/5) + 32$.

PULSO
Intervalos Aceitáveis (batimentos por minuto)
RN: 120– (140) –160
Lactente: 90– (120) –140
Pré-escolar: 80– (95) –110
Adolescente: 60– (80) –90
Adulto: 60– (80) –100

Avaliações
Volume e amplitude dos pulsos periféricos
0 = Ausente
1+ = Diminuído / Pouco palpável
2+ = Normal / Esperado
3+ = Aumentado / Forte
4+ = Limitado

Ritmo
Regular Normal
Irregular Normalmente regular, mas ocasionalmente irregular
Bigeminado Presente em cada batida (necessário monitor para detecção)

Pulso paradoxal (PP) Considerável variação durante a fase de inspiração da respiração em que o pulso se torna mais fraco, e na fase expiratória se torna mais forte. É um sinal indicativo de várias condições, incluindo tamponamento cardíaco e doenças pulmonares (por exemplo, asma, DPOC).

LOCAIS DE VERIFICAÇÃO DO PULSO

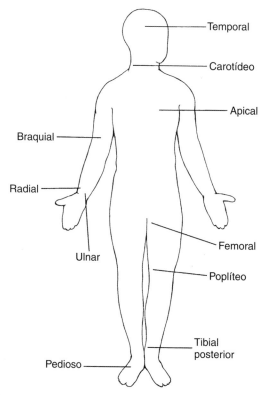

FIGURA 4-1 Locais de Verificação do Pulso. (From Potter PA, Perry AG, Stockert PA, Hall A: *Fundamentals of nursing*, ed 9, St.Louis, 2017, Mosby.)

RESPIRAÇÃO
Intervalos Aceitáveis de Frequências Respiratórias
Recém-nascido 30–60 respirações por minuto
Lactente: 30–50 respirações por minuto
Escolar: 20–30 respirações por minuto
Adulto: 12–20 respirações por minuto

Avaliação
Profundidade Profunda ou curta
Ritmo Regular ou irregular
Esforço Com esforço, silenciosa ou com grande esforço
Expansão Simétrica ou assimétrica
Tosse Produtiva, não produtiva ou ausente
Ausculta Som claro, ruídos adventícios, crepitações, sibilos, diminuído ou ausência de som

Padrões Anormais de Respiração
Respiração atáxica Irregularidade da respiração com pausas irregulares e períodos crescentes de apneia. Causado por dano à medula oblonga devido a AVC ou trauma.

Respiração agônica Caracterizada por inspirações rasas, lentas e irregulares, seguidas de pausas irregulares. Elas também podem ser caracterizadas como respiração ofegante ou trabalhosa acompanhada de estranhas vocalizações (*gasping*). A causa é isquemia cerebral devido hipóxia extrema ou mesmo anóxia.

Respiração apnêustica Caracterizada por inspiração profunda e ofegante com uma pausa em plena inspiração seguida de uma expiração breve e insuficiente. Causada por dano na ponte ou na medula devido acidentes vasculares cerebrais ou trauma.

CAPÍTULO 4 *Avaliação Básica de Enfermagem* **93**

Respiração de Cheyne-Stokes Caracterizada por períodos de respiração com aumento gradual seguida de decréscimo dos movimentos respiratórios. Causada pela falha do centro respiratório.

Respiração de Biot ou respiração de cluster Caracterizada por inspirações rápidas e superficiais, seguida de inspirações regulares ou irregulares e períodos de apneia. Causada por dano ao bulbo (medula oblonga).

Apneia do sono Caracterizada pela interrupção temporária da respiração. Causada por amígdalas aumentadas ou adenoides, obesidade extrema ou obstrução da via aérea nasal.

Respiração Kussmaul Caracterizada por respiração profunda e regular; apresentando a frequência alta, normal ou baixa. Causada por acidose metabólica, acidose diabética e coma.

Apneia Caracterizada pela interrupção da respiração com duração de 2 a 60 segundos. Causada pela síndrome do desconforto respiratório, displasia broncopulmonar, interrupção precoce de teofilina ou aminofilina, convulsões, hemorragia intracraniana ou subdural ou edema cerebral.

PRESSÃO ARTERIAL
Média da Pressão Arterial por Idade (Sistólica/Diastólica)

Recém-nascido: 65–90 / 30–60 mm Hg

Criança: (1 ano) 65–115 / 42–80 mm Hg
(6 anos) 87–117 / 48–64 mm Hg

Adolescente: (12 anos) 110/65 mm Hg
(16 anos) 119/75 mm Hg

Adulto: (18–60 anos) < 120 / < 80 mm Hg

Hipotensão Ortostática ou Postural

Verificar a pressão arterial e o pulso com o paciente deitado. Em seguida, faça o paciente sentar ou ficar de pé por 1 minuto. Retomar a pressão arterial e pulso. Registre os dois conjuntos de números. Se o paciente apresentar hipotensão ortostática, a pressão diminuirá (20 a 30 mm Hg) e o pulso aumentará (5 a 25 batimentos por minuto) quando sentado ou em pé.

Registre e relate qualquer alteração causada por mudança rápida postural.

Sons de Korotkoff

Sons da Pressão Arterial
Fase I Sístole (batimento forte)
Fase II Sístole (som de agitação)
Fase III Sístole (batimento baixo ou intenso)
Fase IV Diástole (começa a desaparecer)
Fase V Diástole (silêncio)
Volume sanguíneo Quantidade de sangue no sistema
Diminuição de volume sanguíneo Diminuição da pressão significa maior necessidade de fluidos
Aumento de volume sanguíneo Aumento da pressão, significando necessidade de menos fluidos
Débito cardíaco Volume bombeado multiplicado pela frequência cardíaca
Diástole Relaxamento ventricular
Pressão de pulso Sistólica menos diastólica (Intervalo normal é entre 25–50)

Sístole Contração ventricular
Viscosidade Densidade do sangue
Aumento da viscosidade Resulta em aumento da pressão, que significa mais trabalho para o coração

O Manguito
O manguito deve ser 20% mais largo que o diâmetro braquial.

Criando uma leitura alta falsa
- Ter um manguito muito estreito
- Deixar o manguito muito solto
- Desinsuflar muito lentamente
- Estar com o braço abaixo do coração
- Estar com o braço sem apoio

Criando uma leitura baixa falsa
- Deixar o manguito muito largo
- Deixar o manguito muito apertado
- Desinsuflar o manguito muito rapidamente
- Estar com o braço acima do coração

Criando uma leitura diastólica falsa
- Desinsuflar o manguito muito lentamente
- Ter um estetoscópio que se encaixa mal nas orelhas do examinador
- Insuflar o manguito muito lentamente

Criando uma leitura sistólica falsa
- Desinsuflar o manguito muito rapidamente

96 CAPÍTULO 4 *Avaliação Básica de Enfermagem*

Conversões de Unidades de Altura e Peso*

Altura

Polegada	cm	cm	Polegada
1	2,5	1	0,4
2	5,1	2	0,8
4	10,2	3	1,2
6	15,2	4	1,6
8	20,3	5	2,0
10	25,4	6	2,4
20	50,8	8	3,1
30	76,2	10	3,9
40	101,6	20	7,9
50	127,0	30	11,8
60	152,4	40	15,7
70	177,8	50	197
80	203,2	60	23,6
90	227,6	70	27,6
100	254,0	80	31,5
150	381,0	90	35,4
200	508,0	100	39,4

*1 polegada = 2,54 cm; 1cm = 0,3937 polegada
Por Thompson JM, Bowers AC: *Clinical outlines for health assessment*, ed 4, St. Louis, 1997, Mosby.

Conversões de Unidades de Altura e Peso*

Peso

Libra	Kg	Kg	Libra
1	0,5	1	2,2
2	0,9	2	4,4
4	1,8	3	6,6
6	2,7	4	8,8
8	3,6	5	11,0
10	4,5	6	13,2
20	9,1	8	17,6
30	13,6	10	22
40	18,2	20	44
50	22,7	30	66
60	27,3	40	88
70	31,8	50	110
80	36,4	60	132
90	40,9	70	154
100	45,4	80	176
150	66,2	90	198
200	90,8	100	220

*1 libra = 0,454 kg; 1kg = 2,204 libra

Tabela de Altura e Peso de Adultos* de acordo com a Estrutura Corporal

Homens

Altura (m)	Estrutura Pequena (Kg)	Estrutura Média (Kg)	Estrutura Grande (Kg)
1,54	58,2–60,9	59,5–64,1	62,7–68,2
1,57	59,1–61,8	60,4–65,0	63,6–69,5
1,60	60,0–62,7	61,4–65,9	64,5–70,9
1,62	60,9–63,6	62,3–67,2	65,5–72,7
1,65	61,8–64,5	63,2–68,6	66,4–74,5
1,67	62,7–65,9	64,5–70,0	67,7–76,4
1,70	63,6–67,2	65,9–71,4	69,1–78,2
1,72	64,5–68,6	67,2–72,7	70,5–80,0
1,75	65,5–70,0	68,6–74,1	71,8–81,8
1,77	66,4–71,4	70,0–75,3	73,2–83,6

Mulheres

Altura (m)	Estrutura Pequena (Kg)	Estrutura Média (Kg)	Estrutura Grande (Kg)
1,44	46,4–50,0	49,5–55,0	53,6–59,5
1,47	46,8–51,4	50,0–55,9	54,5–60,9
1,49	47,3–52,3	51,4–57,2	55,5–62,3
1,52	48,2–53,6	52,3–58,6	56,8–63,6
1,54	49,1–55,0	53,6–60,0	58,2–65,0
1,57	50,5–56,4	55,0–61,4	59,5–66,8
1,60	51,8–57,7	56,4–62,7	60,9–68,6
1,62	53,2–59,0	57,7–64,1	62,3–70,5
1,65	54,5–60,5	59,0–65,5	63,6–72,3
1,67	55,9–61,8	60,5–66,8	66,0–74,1

CAPÍTULO 4 *Avaliação Básica de Enfermagem* **99**

Tabela de Altura e Peso de Adultos* de acordo com a Estrutura Corporal

Homens				Mulheres			
Altura (m)	Estrutura Pequena (Kg)	Estatura Média (Kg)	Estatura Grande (Kg)	Altura (m)	Estrutura Pequena (Kg)	Estatura Média (Kg)	Estatura Grande (Kg)
1,80	67,7–72,7	71,4–77,3	74,5–85,5	1,70	57,3–63,2	61,8–68,2	66,4–75,9
1,82	69,1–74,5	72,7–79,1	76,4–87,3	1,72	58,6–64,5	63,2–69,5	67,7–77,3
1,85	70,5–76,4	74,5–80,9	78,2–89,5	1,75	60,0–65,9	64,6–70,9	69,1–78,6
1,88	71,8–78,2	75,9–82,7	80,0–91,8	1,77	61,4–67,3	65,9–72,3	70,5–80,0
1,90	73,6–80,0	77,7–85,0	82,3–94,1	1,80	62,7–73,6	67,3–73,6	71,8–81,4

Dados do Metropolitan Life Insurance Company, *Statistical Bulletin* (fonte: *1979 Build Study, Society of Actuaries and Association of Life Insurance Medical Directors of America*, 1980), New York, 1983, Metropolitan Life Insurance Company.

Nota da Revisão Científica – Tabela adaptada para as informações utilizadas no Brasil. Não utilizamos a unidade Libra, e também não associamos o número do calçado. Utilizamos a unidade metro para se referir à altura, unidade usual no Brasil.

*Os pesos apresentados são aqueles associados à menor mortalidade. Eles não são, necessariamente, os pesos em que as pessoas são mais saudáveis. Os pesos são para pessoas entre 25 e 59 anos de idade. Três intervalos de peso foram determinados para cada sexo para cada altura e atribuído uma estrutura: pequena, média ou grande.

CAPÍTULO 5

Documentação

O Processo de Enfermagem (p. 102)
Registro Adequado (p. 102)
Registro de Metas e Resultados (p. 102)
Diagnóstico de Enfermagem por Padrão Funcional de Saúde (p. 103)
Desenvolvimento do Plano de Cuidados do Paciente (p. 113)
Plano de Cuidados Individualizados (p. 113)
Plano de Cuidados a Pacientes Críticos (*Critical Pathways*) (p. 115)
Elaboração do Registro (p. 116)
Relatório da Passagem de Plantão (p. 118)

Para um estudo mais aprofundado sobre documentação, consultar as seguintes publicações:

Balzer-Riley J: Communication in nursing: communicating assertively and responsibly in nursing, ed 8, St. Louis, 2017, Mosby.

Nugent P, Green J, Hellmer Sau MA, Pelikan P: Mosby's comprehensive review of nursing for the NCLEX-RN examination, ed 20, St. Louis, 2012, Mosby.

Potter PA, Perry AG, Stockert PA, Hall A.: Fundamentals of nursing, ed 9, St. Louis, 2017, Mosby.

O PROCESSO DE ENFERMAGEM

Avaliação ou Coleta de dados Uso de ferramentas que incluem entrevista com o paciente e família, avaliação dos padrões funcionais de saúde, exame físico, exames laboratoriais; dados subjetivos são aqueles percebidos pelo paciente (sintomas) e dados objetivos são aqueles observados pelo enfermeiro (sinais)

Análise Interpretação dos dados coletados do paciente: determina os diagnósticos de enfermagem e elaboração do plano de cuidado; identificação dos diagnósticos de enfermagem

Planejamento Elaboração do plano de cuidado; das metas e resultados a serem alcançados pelo paciente

Implementação Intervenções de enfermagem; plano de cuidados baseado na coleta de dados, análise e resultados esperados

Avaliação Avaliação do grau em que os resultados do paciente foram alcançados; revisão e alteração do plano de cuidados quando os resultados esperados não foram alcançados

REGISTRO ADEQUADO

Seja factual e preciso (acurado).
Seja completo, mas conciso.
Seja atual e oportuno.
Seja organizado.
Use gramática e ortografia corretas.

REGISTRO DE METAS E RESULTADOS

Cuidado centrado no paciente Deve refletir o comportamento do paciente e as respostas às intervenções de enfermagem

Singular Deve abordar apenas um comportamento ou resposta

Observável Deve ser possível de observar a
mudança do estado de saúde do paciente

Mensurável Deve medir a resposta do paciente
em relação aos cuidados de enfermagem; utilizar
termos que descrevem a qualidade, a quantidade,
a frequência, a extensão ou a gravidade,
permitindo que o enfermeiro avalie os resultados
de forma precisa

Delimitar tempo Delimitar períodos de tempo
ajudam a determinar se o paciente está
progredindo e fornece dados para a avaliação da
gestão dos cuidados de enfermagem

Realizar de forma mútua Busca aumentar a
motivação e a cooperação do paciente

Realista Proporcionar aos pacientes um sentimento
de esperança que aumenta a motivação e
cooperação*

---

* Adaptado de Potter PA, Perry AG, Stockert PA, Hall A:
Fundamentals of nursing, ed 9, St. Louis, 2017, Mosby.

DIAGNÓSTICO DE ENFERMAGEM POR PADRÃO FUNCIONAL DE SAÚDE*,†

Domínio 1: Promoção da Saúde

Classe 1 Percepção da Saúde
Atividade de recreação deficiente
Estilo de vida sedentário

Classe 2 Controle da Saúde
Síndrome do idoso frágil
Risco de síndrome do idoso frágil
Saúde deficiente da comunidade
Comportamento de Saúde propenso a risco
Controle ineficaz da saúde
Manutenção ineficaz da saúde

104 Capítulo 5 *Documentação*

Disposição para controle da saúde melhorado
Controle da saúde familiar ineficaz
Falta de Adesão
Proteção ineficaz

Domínio 2: Nutrição

Classe 1 Ingestão
Padrão ineficaz de alimentação do lactente
Amamentação ineficaz
Amamentação interrompida
Disposição para amamentação melhorada
Leite materno insuficiente
Nutrição desequilibrada: menor que as necessidades
   corporais
Disposição para nutrição melhorada
Obesidade
Sobrepeso
Risco de sobrepeso
Deglutição prejudicada

Classe 2 Digestão
Classe 3 Absorção
Classe 4 Metabolismo
Risco de glicemia instável
Icterícia neonatal
Risco de icterícia neonatal
Risco de função hepática prejudicada

Classe 5 Hidratação
Risco de desequilíbrio eletrolítico
Disposição para equilíbrio de líquidos melhorado
Volume de líquidos deficiente
Risco de volume de líquidos deficiente
Volume de líquidos excessivo
Risco de volume de líquidos excessivo

Domínio 3: Eliminação e Troca
Classe 1 Função urinária
Incontinência urinária funcional
Incontinência urinária por transbordamento
Incontinência urinária reflexa
Incontinência urinária de esforço
Incontinência urinária de urgência
Risco de incontinência urinária de urgência
Eliminação urinária prejudicada
Disposição para eliminação urinária melhorada
Retenção urinária

Classe 2 Função gastrointestinal
Constipação
Constipação percebida
Risco de constipação
Constipação funcional crônica
Risco de constipação funcional crônica
Diarreia
Motilidade gastrointestinal disfuncional
Risco de motilidade gastrointestinal disfuncional
Incontinência intestinal

Classe 3 Função tegumentar
Classe 4 Função respiratória
Troca de gases prejudicada

Domínio 4: Atividade/Repouso
Classe 1 Sono/Repouso
Insônia
Privação de sono
Disposição para sono melhorado
Padrão de sono prejudicado

Classe 2 Atividade/Exercício
Risco de síndrome do desuso
Mobilidade no leito prejudicada

106 Capítulo 5 Documentação

Mobilidade física prejudicada
Mobilidade com cadeiras de rodas prejudicada
Sentar-se prejudicado
Levantar-se prejudicado
Capacidade de transferência prejudicada
Deambulação prejudicada

Classe 3 Equilíbrio de energia
Fadiga
Perambulação

Classe 4 Respostas cardiovasculares/pulmonares
Intolerância à atividade
Risco de intolerância à atividade
Padrão respiratório ineficaz
Débito cardíaco diminuído
Risco de débito cardíaco diminuído
Risco de função cardiovascular prejudicada
Risco de perfusão gastrointestinal ineficaz
Risco de perfusão renal ineficaz
Ventilação espontânea prejudicada
Perfusão tissular periférica ineficaz
Risco de perfusão tissular cardíaca diminuída
Risco de perfusão tissular cerebral ineficaz
Risco de perfusão tissular periférica ineficaz
Resposta disfuncional ao desmame ventilatório

Classe 5 Autocuidado
Manutenção do lar prejudicada
Disposição para melhora do autocuidado
Déficit no autocuidado para banho
Déficit no autocuidado para vestir-se
Déficit no autocuidado para alimentação
Déficit no autocuidado para higiene íntima
Autonegligência

Domínio 5: Percepção/Cognição
Classe 1 Atenção
Negligência unilateral

Classe 2 Orientação
Classe 3 Sensação / percepção
Classe 4 Cognição
Confusão aguda
Confusão crônica
Risco de confusão aguda
Controle emocional instável
Controle de impulsos ineficaz
Conhecimento deficiente
Disposição para conhecimento melhorado
Memória prejudicada

Classe 5 Comunicação
Disposição para comunicação prejudicada
Comunicação verbal prejudicada

Domínio 6: Autopercepção
Classe 1 Autoconceito
Disposição para esperança melhorada
Desesperança
Risco de dignidade humana comprometida
Identidade pessoal perturbada
Risco de identidade pessoal perturbada
Disposição para autoconceito melhorado

Classe 2 Autoestima
Baixa autoestima crônica
Baixa autoestima situacional
Risco de baixa autoestima crônica
Risco de baixa autoestima situacional

Classe 3 Imagem corporal
Distúrbio na imagem corporal

108 **Capítulo 5** *Documentação*

Domínio 7: Papéis e Relacionamentos
Classe 1 Papéis do cuidador
Tensão do papel de cuidador
Risco de tensão do papel de cuidador
Paternidade ou maternidade prejudicada
Disposição para paternidade ou maternidade
   melhorada
Risco de paternidade ou maternidade prejudicada

Classe 2 Relações familiares
Risco de vínculo prejudicado
Processos familiares disfuncionais
Processos familiares interrompidos
Disposição para processos familiares melhorados

Classe 3 Desempenho de papéis
Relacionamento ineficaz
Disposição para relacionamento melhorado
Risco de relacionamento ineficaz
Conflito no papel de pai/mãe
Desempenho de papel ineficaz
Interação social prejudicada

Domínio 8: Sexualidade
Classe 1 Identidade sexual
Classe 2 Função sexual
Disfunção sexual
Padrão de sexualidade ineficaz

Classe 3 Reprodução
Processo ineficaz de criação de filhos
Disposição para processo de criação de filhos
   melhorado
Risco de processo de criação de filhos ineficaz
Risco de binômio mãe-feto perturbado

Domínio 9: Enfrentamento/Tolerância ao Estresse
Classe 1 Respostas pós-trauma
Síndrome pós-trauma
Risco de síndrome pós-trauma
Síndrome do trauma de estupro
Síndrome do estresse por mudança
Risco de síndrome do estresse por mudança

Classe 2 Respostas de enfrentamento
Planejamento de atividade ineficaz
Risco de planejamento de atividade ineficaz
Ansiedade
Enfrentamento defensivo
Enfrentamento ineficaz
Disposição para enfrentamento melhorado
Enfrentamento ineficaz da comunidade
Disposição para enfrentamento melhorado da
 comunidade
Enfrentamento familiar comprometido
Disposição para enfrentamento familiar melhorado
Ansiedade relacionada à morte
Negação ineficaz
Medo
Pesar
Pesar complicado
Risco de pesar complicado
Regulação do humor prejudicada
Disposição para poder melhorado
Sentimento de impotência
Risco de sentimento de impotência
Resiliência prejudicada
Disposição para resiliência melhorada
Risco de resiliência comprometida
Tristeza crônica
Sobrecarga de estresse

Classe 3 Estresse neurocomportamental
Disreflexia autonômica
Risco de disreflexia autonômica

110 Capítulo 5 *Documentação*

Comportamento desorganizado do lactente
Disposição para comportamento organizado
melhorado do lactente
Risco de comportamento desorganizado do lactente
Capacidade adaptativa intracraniana diminuída

Domínio 10: Princípios da Vida
Classe 1 Valores
Classe 2 Crenças
Disposição para bem-estar espiritual melhorado

Classe 3 Coerência entre Valores/Crenças/Atos
Disposição para tomada de decisão melhorada
Conflito de decisão
Tomada de decisão emancipada prejudicada
Disposição para tomada de decisão emancipada
melhorada
Risco de tomada de decisão emancipada prejudicada
Sofrimento moral
Religiosidade prejudicada
Disposição para religiosidade melhorada
Risco de religiosidade prejudicada
Sofrimento espiritual
Risco de sofrimento espiritual

Domínio 11: Segurança/Proteção
Classe 1 Infecção
Risco de infecção

Classe 2 Lesão física
Desobstrução ineficaz de vias aéreas
Risco de aspiração
Risco de sangramento
Dentição prejudicada
Risco de olho seco
Risco de quedas
Risco de lesão

Risco de lesão na córnea
Risco de lesão no trato urinário
Mucosa oral prejudicada
Risco de mucosa oral prejudicada
Risco de lesão por posicionamento perioperatório
Risco de disfunção neurovascular periférica
Risco de úlcera por pressão
Risco de choque
Integridade da pele prejudicada
Risco de integridade da pele prejudicada
Risco da síndrome da morte súbita do lactente
Risco de sufocação
Recuperação cirúrgica retardada
Risco de recuperação cirúrgica retardada
Risco de lesão térmica
Integridade tissular prejudicada
Risco de integridade tissular prejudicada
Risco de trauma
Risco de trauma vascular

Classe 3 Violência
Risco de violência direcionada a outros
Risco de violência direcionada a si mesmo
Automutilação
Risco de automutilação
Risco de suicídio

Classe 4 Riscos ambientais
Contaminação
Risco de contaminação
Risco de envenenamento

Classe 5 Processos defensivos
Risco de resposta adversa a meio de contraste com iodo
Risco de resposta alérgica
Resposta alérgica ao látex
Risco de resposta alérgica ao látex

112 Capítulo 5 *Documentação*

Classe 6 Termorregulação
Risco de desequilíbrio na temperatura corporal
Hipertermia
Hipotermia
Risco de hipotermia
Risco de hipotermia perioperatória
Termorregulação ineficaz

Domínio 12: Conforto
Classe 1 Conforto físico
Náusea
Dor aguda
Dor crônica
Síndrome da dor crônica
Dor no trabalho de parto

Classe 2 Conforto ambiental
Classe 3 Conforto social
Conforto prejudicado
Disposição para conforto melhorado
Risco de solidão
Isolamento social

Domínio 13: Crescimento/Desenvolvimento
Classe 1 Crescimento
Risco de crescimento desproporcional

Classe 2 Desenvolvimento
Risco de desenvolvimento atrasado

---

* Para realizar julgamento clínico seguro e eficaz utilizando a taxonomia de diagnósticos de enfermagem NANDA-I, é essencial que os enfermeiros se orientem pelas definições e características definidoras dos diagnósticos listados na taxonomia.

† Fonte: NANDA International, Inc. *Nursing Diagnoses: Definitions & Classifications 2015–2017*, Tenth Edition. Edited by T. Heather Herdman and Shigemi Kamitsuru. 2014, NANDA International, Inc. Published by John Wiley & Sons, Ltd. Companion website: www.wiley.com/go/nursingdiagnoses.

DESENVOLVIMENTO DO PLANO DE CUIDADOS DO PACIENTE

Os componentes do plano de cuidados do paciente são baseados no processo de enfermagem, a partir do histórico e avaliação do paciente. As informações da avaliação são a base para o desenvolvimento do diagnóstico de enfermagem, e os resultados pretendidos são elaborados para dar direção às intervenções de enfermagem. Assim, estas últimas são as ações necessárias para alcançar os resultados desejados para o paciente. As quatro partes de um plano de cuidados estão descritas na p. 114.

PLANO DE CUIDADOS INDIVIDUALIZADOS

Quando um planejamento de assistência ao paciente é desenvolvido, as seguintes considerações são necessárias para atender as necessidades individuais de cada paciente:

- Idade
- Gênero
- Nível de educação
- Nível de desenvolvimento
- Estado geral de saúde (atual e antes da doença)
- Deficiências (físicas ou mentais)
- Enfrentamento
- Sistemas de apoio
- Histórico cultural
- Espiritualidade
- Estado emocional

Plano de Cuidados do Paciente

Diagnóstico de Enfermagem	Resultados Esperados	Intervenções de Enfermagem	Avaliação
Diagnóstico de Enfermagem			
Lista de diagnósticos →	Lista de resultados →	Lista de intervenções →	——
Relacionado com			
Problema específico →	Cada ação deve ter um resultado →	Ação do enfermeiro →	O paciente pode alcançar os objetivos?
Secundário a			
Diagnóstico médico →	Considerar o tempo necessário para alcançar os objetivos →	Ações do paciente →	O paciente alcançou os objetivos?
Manifestado por			
Lista de sinais e sintomas →	Considerar o plano de cuidados individual →	Intervenções individuais →	Os sintomas desapareceram? Amenizaram?

PLANO DE CUIDADOS A PACIENTES CRÍTICOS (*CRITICAL PATHWAYS*)

Os cuidados ao paciente crítico incorporam uma abordagem multidisciplinar do cuidado prestado ao paciente. Ao desenvolver um plano de cuidados ao paciente através desse método, considere algumas das seguintes questões:

Assistência Médica

Que tratamentos médicos serão recomendados? Como esses tratamentos afetarão o plano de cuidados e os resultados do paciente? Como o prognóstico influenciará o plano de cuidados e os resultados do paciente?

Assistência Farmacêutica

Que medicamentos serão prescritos? Como os medicamentos afetarão o plano de cuidados e os resultados do paciente?

Assistência da Terapia Ocupacional

A terapia física ou ocupacional será prescrita? De que forma a terapia impactará o plano de cuidados e os resultados do paciente? Que tipo de planejamento será necessário? Durante o curso de tratamento do paciente, deve-se iniciar a terapia planejada? Como os planos de alta impactarão o plano de cuidados e os resultados do paciente?

Assistência do Serviço Social

Serão necessários assistência financeira, social ou familiar para o paciente? Como esses serviços influenciarão o plano de cuidados e os resultados do paciente?

Assistência Espiritual
O apoio emocional ou espiritual será necessário para o paciente? Como esse apoio afetará o plano de cuidados e os resultados do paciente?

ELABORAÇÃO DO REGISTRO
Registro clínico orientado por fonte secundária
Incluem documento de admissão, prescrições médicas, histórico de saúde, registros de enfermagem, exames e relatórios
Registro clínico orientado por problema
Incluem banco de dados, lista de problemas, prescrições médicas, planos de cuidados e registro da evolução clínica

Registro da Evolução Clínica
SOAP Dados **S**ubjetivos, dados **O**bjetivos, **A**valiação, **P**lanejamento
SOAPIE Dados **S**ubjetivos, dados **O**bjetivos, **A**valiação, **P**lanejamento, **I**ntervenção, **A**valiação
AIR Avaliação, **I**ntervenção, **R**esultados
PIE Planejamento, **I**ntervenção, **A**valiação
DAR Dados, **A**ção, **R**esposta; às vezes chamado de "Problema ou foco"
Notas Narrativas Escritas em forma de parágrafo
Fluxograma Notas escritas em gráfico ou em *checklist*

O registro do paciente é um documento legal (registro em papel)
- Seja completo, conciso, legível e preciso.
- Devem ser feitos à tinta, assinar todos os registros.
- Não use corretivos.
- Não deixe espaços.
- Use abreviações padronizadas e terminologia médica apropriada.

Capítulo 5 *Documentação* **117**

- Incluir data e hora.
- Use gramática adequada e ortografia precisa.
- A documentação pode ser solicitada como prova em uma ação legal.
- Não insira uma descrição de incidentes de instalações no prontuário do doente.

Prontuário Eletrônico do Paciente (PEP)

- É um documento legal e pode ser solicitado como prova em uma ação legal.
- Ao realizar a documentação, use SOMENTE seu nome de usuário e senha.
- NÃO faça a documentação usando o nome de usuário de outra pessoa.
- Verifique novamente se a documentação aparece no registro eletrônico correto.
- Use abreviações comuns e terminologia adequada.
- Use gramática adequada e ortografia precisa.
- Conheça as políticas organizacionais para liberar informações.
- Siga a política organizacional para assinaturas eletrônicas.
- Siga toda a política de confidencialidade organizacional em relação ao prontuário eletrônico.
- Não copie e cole as notas de um paciente para outro, mesmo que aplicável.
- Não copie e cole as notas ou a avaliação de outras enfermeiras, mesmo que aplicáveis ao seu paciente.

De acordo com a HIPAA (*Health Insurance Portability and Accountability Act*), o paciente possui as informações contidas no registro eletrônico e tem o

118 Capítulo 5 *Documentação*

direito de ver os originais e obter cópias sob a lei. Os profissionais de saúde precisam conhecer e seguir as políticas organizacionais para liberar informações aos pacientes.

RELATÓRIO DA PASSAGEM DE PLANTÃO

Inclui:

Nome do paciente, idade, número do quarto e diagnóstico

Razão da admissão, data e tipo de cirurgia, se aplicável

Mudanças significativas nas últimas 24 horas

Exames e procedimentos durante o turno anterior

Exames e procedimentos para o próximo turno

Dados laboratoriais importantes, avaliações físicas e emocionais atuais

Sinais vitais se anormal, dados da ingestão e saída hídrica, estado da soroterapia IV

Atividade, planejamento

Mudanças atualizadas ou eficácia do plano de assistência em documento apropriado

CAPÍTULO 6

Sistema Tegumentar

Anormalidades na Matriz da Unha (Leito Ungueal) (p. 120)
Pontos de Pressão (p. 123)
Estágios da Úlcera por Pressão (p. 126)

Para um estudo mais aprofundado do sistema tegumentar consultar as seguintes publicações:

Ball JW, et al.: *Seidel's guide to physical examination*, ed 8, St. Louis, 2015, Mosby.

Lewis SM, et al.: *Medical-surgical nursing*, ed 9, St. Louis, 2014, Mosby.

Nugent P, Green J, Hellmer Saul MA, Pelikan P: *Mosby's comprehensive review of nursing for the NCLEX-RN examination*, ed 20, St. Louis, 2012, Mosby.

Patton K, Thibodeau G: *Structure and function of the human body*, ed 15, St. Louis, 2016, Mosby.

Potter PA, Perry AG, Stockert PA, Hall A: *Fundamentals of nursing*, ed 9, St. Louis, 2017, Mosby.

ANORMALIDADES NA MATRIZ DA UNHA (LEITO UNGUEAL)

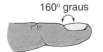

Unha normal: Um ângulo de aproximadamente 160 graus entre o leito ungueal e a unha

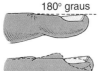

Clubbing: Mudança no ângulo entre a unha e o leito ungueal (eventualmente maior que 180 graus); amolecimento do leito ungueal, com aplanamento das unhas; frequentemente alargamento da ponta dos dedos
Causas: Falta de oxigênio crônica; doença cardíaca ou pulmonar

Linhas de Beau: Sulcos transversais na unha indicando interrupção temporária do crescimento ungueal (a unha cresce ao longo de vários meses)
Causas: Doenças sistêmicas como infecção grave, lesão ungueal

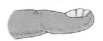

Coiloníquia (unha em colher): Curvas côncavas
Causas: Anemia por deficiência de ferro, sífilis, uso de detergentes fortes

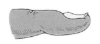

Hemorragia em lasca: Linhas lineares vermelhas ou marrons no leito da unha
Causas: Trauma menor, endocardite bacteriana subaguda, triquinose

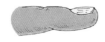

Paroníquia: Inflamação da pele na base da unha
Causas: Infecção local, trauma

FIGURA 6-1 Anormalidades do leito ungueal. (De Potter PA, Perry AG, Stockert PA, Hall A: Fundamentos de enfermagem, Ed. 9, St. Louis, 2017, Mosby.)

Capítulo 6 *Sistema Tegumentar* **121**

Anormalidades Tegumentares Comuns

Tipo	Características	Na avaliação, buscar por
Edema	Acúmulo de fluídos	Trauma, murmúrio, terceiro som cardíaco
Diaforese	Sudorese	Dor, febre, ansiedade, reação à insulina
Bromidrose	Suor com odor fétido	Infecção, higiene comprometida
Hirsutismo	Crescimento de pelos	Função adrenal
Petéquias	Manchas vermelhas ou roxas	Função hepática, reação à medicamentos
Alopecia	Queda de cabelo	Hipopituitarismo, medicações, febre, desnutrição

Anormalidades Comuns na Cor da Pele

Tipo	Características
Albinismo	Diminuição da pigmentação
Vitiligo	Manchas brancas em áreas expostas
Mancha Mongólica	Manchas pretas e azuis nas costas e nádegas
Icterícia	Pigmentação amarela da pele ou da esclera
Equimose	Marcas pretas e azuis; buscar história de trauma, exames de tempo de sangramento ou função hepática
Cianose	Cor azulada dos lábios, lóbulos das orelhas ou unhas; avaliar o estado pulmonar e cardíaco

122 **Capítulo 6** *Sistema Tegumentar*

Lesões Primárias de Pele		
Tipo	**Definição**	**Exemplo**
Mácula	Plano, não palpável	Sardas, sarampo
Pápula	Palpável, menor que 1cm de diâmetro	Verruga, psoríase
Vesícula	Palpável, menor que 1cm de diâmetro, com líquido	Bolha, varicela
Nódulo	Duro, menor que 1 cm, localizado na derme	Dermatofibroma
Placa	Palpável ou não, maior que 1 cm	Psoríase, candidíase
Bolha	Vesícula, maior que 1cm	Reação alérgica, Impetigo
Tumor	Nódulo, maior que 1cm	Lipoma, fibroma
Pústula	Vesícula, preenchida por pus	Acne
Wheal	Irregular, superfície plana	--
Cisto	Preenchido por fluido, grande	--

Lesões Secundárias da Pele		
Tipo	**Definição**	**Exemplo**
Descamação	Morte epitelial	Psoríase
Escoriação	Ausência da epiderme	Cancro
Crosta	Exsudato seco	
Fissura	Rachadura na epiderme	Lábios rachados
Úlcera	Necrose na epiderme	Ferida Aberta
Cicatriz	Tecido conjuntivo	Ferida cicatrizada
Queloide	Crescimento excessivo do tecido de cicatrização	--
Liquenificação	Espessamento da pele	Eczema
Hiperqueratose	Espessamento da pele	Calo

Capítulo 6 *Sistema Tegumentar* **123**

PONTOS DE PRESSÃO

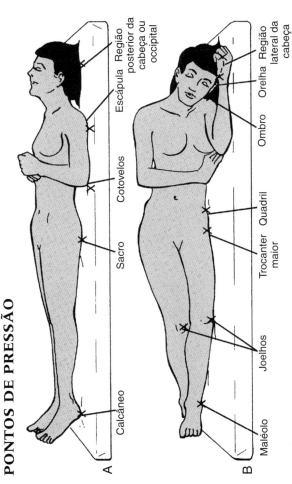

FIGURA 6-2 Pontos de pressão. **A**, Posição supina ou decúbito dorsal. **B**, Posição lateral. (A–E fonte: Sorrentino SA: *Mosby's essentials for nursing assistants*, ed. St. Louis, 2014, Mosby.)

124 **Capítulo 6** *Sistema Tegumentar*

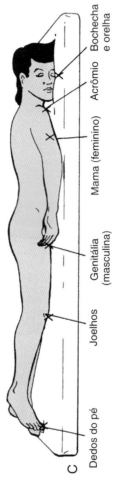

FIGURA 6-2 Cont. C, Decúbito ventral / Posição Prona

Capítulo 6 *Sistema Tegumentar* **125**

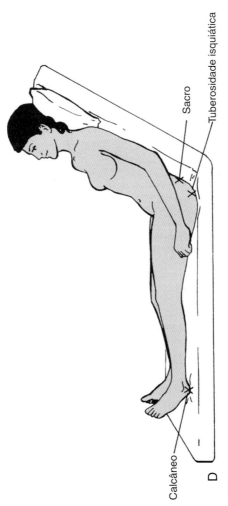

FIGURA 6-2 Cont. D, Posição de Fowler

126 Capítulo 6 *Sistema Tegumentar*

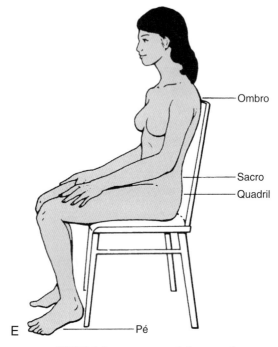

FIGURA 6-2 Cont. E, Posição sentada

ESTÁGIOS DA ÚLCERA POR PRESSÃO

Em fevereiro de 2007, o National Pressure Ulcer Advisory Panel (NPAUP) redefiniu os estágios da úlcera por pressão.

Estágio I – Pele intacta, hiperemia não reativa geralmente sobre uma proeminência óssea.
A pele escuramente pigmentada pode não ter branqueamento visível; sua cor pode diferir da área circundante. A área pode ser dolorosa, firme, macia, mais quente ou mais fria em comparação com o tecido adjacente.

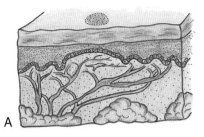

FIGURA 6-3 Estágios da úlcera por pressão. **A**, Estágio I. (From Potter PA, Perry, AG, Stockert PA, Hall A: *Essentials for nursing practice*, ed 8, St. Louis, 2015, Mosby.)

Estágio II – Perda parcial da espessura da derme, apresentando-se como uma úlcera aberta superficial com um leito de ferida com tecido vermelho-rosado sem esfacelo. Pode também apresentar-se como uma bolha intacta, aberta ou rompida com exsudato. Mostra-se como uma úlcera superficial, brilhante ou seca, sem manchas ou esfacelo. Este estágio não deve ser usado para descrever lesões por fricção ou cisalhamento, abrasamento da pele por adesivos, dermatite perineal, maceração ou escoriação.

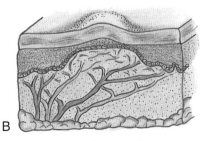

FIGURA 6-3, continuação Estágios da úlcera por pressão. **B**, Estágio II. (De Potter PA, Perry, AG, Stockert PA, Hall A: *Essentials for nursing practice*, ed 8, St. Louis, 2015, Mosby.)

Estágio III – Perda da espessura total do tecido. A gordura subcutânea pode ser visível, mas os ossos, tendões e músculos não estão expostos. Esfacelo pode estar presente, sem dificultar a identificação da profundidade da perda de tecido. Pode incluir descolamento e tunelamento.

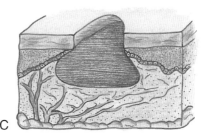

FIGURA 6-3, continuação Estágios da úlcera por pressão. **C**, Estágio III. (De Potter PA, Perry, AG, Stockert PA, Hall A: *Essentials for nursing practice*, ed 8, St. Louis, 2015, Mosby.)

Estágio IV – Perda da espessura total do tecido, com exposição de ossos, tendão ou músculo. Podem estar presentes esfacelo ou tecido desvitalizado em algumas partes do leito da ferida. Muitas vezes, incluem descolamento e tunelamento. A profundidade de uma úlcera de pressão em estágio IV varia de acordo com a localização anatômica. Ossos ou tendões expostos são visíveis ou diretamente palpáveis.

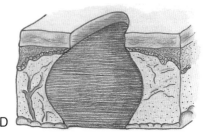

FIGURA 6-3 Estágios da úlcera por pressão. **D**, Estágio IV. (De Potter PA, Perry, AG, Stockert PA, Hall A: *Essentials for nursing practice*, ed 8, St. Louis, 2015, Mosby.)

Capítulo 6 *Sistema Tegumentar* **129**

Categorias Adicionais / Etapas para Estagiamento das Úlceras por Pressão

Úlcera não estadiável /não classificadas: úlcera com perda total de tecido ou perda de tecido e profundidades desconhecidas – Perda de tecido de espessura total em que a base da úlcera está coberta por esfacelo (amarelo, castanho, cinza, verde ou marrom) ou tecido escarificado (castanho, marrom ou preto) no leito da ferida. É necessário que o esfacelo ou o tecido escarificado sejam removidos para expor a base da ferida e identificar a profundidade precisamente e, por consequência, o estágio da úlcera. A escara estável (seca, aderente, intacta sem eritema ou flutuação) serve de "cobertura natural (biológica) do corpo" e não deve ser removida.

Suspeita de lesão profunda do tecido – profundidade desconhecida Área localizada de pele intacta avermelhada ou marrom, bolha com presença de sangue e/ou cisalhamento. A área pode ser precedida por tecido doloroso, firme, mole, úmido, mais quente ou mais fria em comparação com o tecido adjacente. A lesão profunda do tecido pode ser difícil de identificar em indivíduos com tons de pele escura.[*]

---

[*] PUSH TOOL – Escala de úlcera de pressão para cicatrização encontrada em http://www.npuap.org/wp-content/uploads/2012/03/push3.pdf

130 **Capítulo 6** *Sistema Tegumentar*

Escala de Braden para Avaliar o Risco de Desenvolver Úlcera por Pressão			
Nome do paciente _____	Nome do Avaliador _____	Data da avaliação _____	
Percepção sensorial			
Capacidade de reagir significativamente à pressão relacionada ao desconforto	**1- Completamente limitado:** Não reage (não geme, não se segura a nada, não se esquiva) a estímulo doloroso, devido ao nível de consciência diminuído ou devido a sedação, ou capacidade limitada de sentir dor na maior parte do corpo	**2- Muito limitado:** Somente não reage a estímulos dolorosos. Não é capaz de comunicar o desconforto exceto através de gemido ou agitação. Ou possui alguma deficiência sensorial que limita a capacidade de sentir dor ou desconforto em mais da metade do corpo.	**3- Levemente limitado:** Responde ao comando verbal, mas nem sempre é capaz de comunicar o desconforto ou expressar necessidade de ser mudado de posição ou tem um certo grau de deficiência sensorial que limita a capacidade de sentir dor ou desconforto em 1 ou 2 extremidades	**4- Nenhuma limitação:** Responde a comandos verbais. Não tem déficit que limitaria a capacidade de sentir ou verbalizar dor ou desconforto.

Escala de Braden para Avaliar o Risco de Desenvolver Úlcera por Pressão – cont.

Nome do paciente _____ Nome do Avaliador _____ Data da avaliação _____

Umidade

Nível ao qual a pele é exposta à umidade	**1 – Constantemente molhada:** A pele é mantida molhada quase constantemente por transpiração, urina, entre outros. A umidade é detectada às movimentações do paciente.	**2 – Muito molhada:** A pele está frequentemente, mas nem sempre molhada. A roupa de cama deve ser trocada pelo menos uma vez por turno.	**3 – Ocasionalmente molhada:** A pele fica ocasionalmente molhada requerendo uma troca extra de roupa de cama por dia.	**4 – Raramente molhada:** A pele geralmente está seca, a troca de roupa de cama é necessária somente nos intervalos de rotina.

132 **Capítulo 6** *Sistema Tegumentar*

Escala de Braden para Avaliar o Risco de Desenvolver Úlcera por Pressão – cont.

Nome do paciente _____ Nome do Avaliador _____ Data da avaliação _____

Atividade:

	1. Acamado:	2. Confinado a cadeira:	3. Anda ocasionalmente:	4. Anda frequentemente:
Grau de atividade física	Confinado a cama.	A capacidade de andar está severamente limitada ou nula. Não é capaz de sustentar o próprio peso e/ou precisa ser ajudado a se sentar.	Anda ocasionalmente durante o dia, embora distâncias muito curtas, com ou sem ajuda. Passa a maior parte de cada turno na cama ou cadeira.	Anda fora do quarto pelo menos 2 vezes por dia e dentro do quarto pelo menos uma vez a cada 2 horas durante as horas em que está acordado.

Escala de Braden para Avaliar o Risco de Desenvolver Úlcera por Pressão – cont.

Nome do paciente _____ Nome do Avaliador _____ Data da avaliação _____

	Mobilidade			
Capacidade de mudar e controlar a posição do corpo	**1. Completamente imóvel:** Não faz nem mesmo pequenas mudanças na posição do corpo ou extremidades sem ajuda.	**2. Muito limitado:** Faz pequenas mudanças ocasionais na posição do corpo ou extremidades, mas é incapaz de fazer mudanças frequentes ou significantes sozinho.	**3. Levemente limitado:** Faz frequentes, embora pequenas, mudanças na posição do corpo ou extremidades sem ajuda.	**4.Não apresenta limitações:** Faz importantes e frequentes mudanças na posição do corpo, sem auxílio.

134   Capítulo 6   *Sistema Tegumentar*

Escala de Braden para Avaliar o Risco de Desenvolver Úlcera por Pressão – cont.			
Nome do paciente _____ Nome do Avaliador _____ Data da avaliação _____			
Nutrição			
Padrão usual de consumo alimentar	**1. Muito pobre:** Nunca come uma refeição completa. Raramente come mais de 1/3 do alimento oferecido. Come 2 porções ou menos de proteína (carnes ou laticínios) por dia. Ingere pouco líquido. Não aceita suplemento alimentar líquido. Ou é mantido por dieta não via oral (NPO) ou líquidos via IV por mais que 5 dias.	**2. Provavelmente inadequado:** Nunca come uma refeição completa. Raramente come mais que a metade do alimento oferecido. Ingestão de proteína inclui somente 3 porções de carne ou laticínios por dia. Ocasionalmente, aceitará um suplemento alimentar ou Recebe abaixo da quantidade satisfatória de dieta líquida ou alimentação por sonda.	**3. Adequado:** Come mais da metade da maioria das refeições. Come um total de 4 porções de alimento rico em proteína por dia. Ocasionalmente, recusará uma refeição, mas geralmente aceitará um complemento oferecido. Ou é alimentado por sonda ou nutrição parenteral total (NPT), o qual provavelmente satisfaz a maior parte das necessidades nutricionais	**4. Excelente:** Come a maior parte de cada refeição. Geralmente ingere um total de 4 ou mais porções de carne e laticínios. Ocasionalmente, come entre as refeições.

Capítulo 6 *Sistema Tegumentar* **135**

Escala de Braden para Avaliar o Risco de Desenvolver Úlcera por Pressão – cont.		
Nome do paciente _____	Nome do Avaliador _____	Data da avaliação _____
Fricção e cisalhamento		
1. Problema: Requer assistência moderada a máxima para se mover. É impossível levantá-lo ou erguê-lo completamente sem que haja atrito da pele com o lençol. Frequentemente, escorrega na cama ou cadeira, necessitando frequentes ajustes de posição com o máximo de assistência. Espasticidade, contratura ou agitação leva a quase constante fricção.	**2. Problema em potencial:** Move-se, mas, sem vigor ou requer mínima assistência. Durante o movimento provavelmente ocorre um certo atrito da pele com o lençol, cadeira ou outros. Na maior parte do tempo, mantém posição relativamente boa na cama ou na cadeira, mas ocasionalmente escorrega.	**3. Nenhum problema:** Move-se sozinho na cama ou cadeira e tem suficiente força muscular para erguer-se completamente durante o movimento. Sempre mantém boa posição na cama ou cadeira.
		ESCORE TOTAL_____

Copyright Barbara Braden and Nancy Bergstrom, 1988. Reprinted with permission. All Rights Reserved. Continued
Legenda: IV, intravenosa; NPO, Dieta não por via oral; NPT, Nutrição por via parenteral

Boca

Estrutura	Normal	Anormalidade	Manifestado devido a
Lábios	Rosado	Palidez	Anemia
	Azulado (em pacientes negros)	Palidez	Anemia
	Aspecto Liso	Bolhas	Herpes
	Simétrico	Inchaço	Reação alérgica
	Úmido	Vermelho, rachado	Deficiência de vitamina B
Cavidade oral	Rosada	Palidez	Anemia, leucoplasia ou câncer
	Úmida	Azulado	Hipóxia
		Seco	Desidratação
Gengivas	Rosada	Vermelho, inchaço	Excesso de fenitoína, leucemia, deficiência de vitamina C
		Linhas escuras	Envenenamento por bismuto
Periodontal	Rosado	Vermelho, inchaço	Depósito de cálcio

Capítulo 6 *Sistema Tegumentar* **137**

	Boca – cont.		
Estrutura	**Normal**	**Anormalidade**	**Manifestado devido a**
Saliva	Moderada	Excessiva	Lesão do 9º ou 10º par de nervo craniano
Língua	Centralizada	Não centralizada	Lesão no 12º par de nervo craniano
	Rosa escuro	Vermelho, ferimento	Anemia
	Lisa	Papilas diminuídas	Riboflavina ou déficit de niacina
	Tamanho médio	Fissura vertical	Desidratação
		Tamanho aumentado	Hipotireoidismo
Úvula	Centralizada	Não centralizada	Tumor
	Móvel	Não móvel (fixa)	Lesão no 9º ou 10º par de nervo craniano
Amígdalas	Rosada	Vermelho	Faringite
		Inchaço	Amigdalite

CAPÍTULO 7

Sistema Esquelético

Esqueleto Humano – Vista Anterior (p. 140)
Esqueleto Humano – Vista Posterior (p. 141)
Ossos do Crânio - Vista Frontal (p.142)
Ossos do Crânio - Vista Lateral (p. 143)
Tipos de Fraturas (p. 144)
Tipos de Tração (p. 145)
Tipos de Articulações Sinoviais (p. 146)

Para um estudo mais aprofundado do sistema esquelético
consultar as seguintes publicações:

Ball JW, et al.: Seidel's guide to physical examination, ed 8, St. Louis, 2015, Mosby.

Lewis SM, et al.: Medical-surgical nursing, ed 9, St. Louis, 2014, Mosby.

Nugent P, Green J, Hellmer Saul MA, Pelikan P: Mosby's comprehensive review of nursing for the NCLEX-RN examination, ed 20, St. Louis, 2012, Mosby.

Patton K, Thibodeau G: Structure and function of the human body, ed 15, St. Louis, 2016, Mosby.

Potter PA, Perry AG, Stockert PA, Hall A: Fundamentals of nursing, ed 9, St. Louis, 2017, Mosby.

ESQUELETO HUMANO – VISTA ANTERIOR

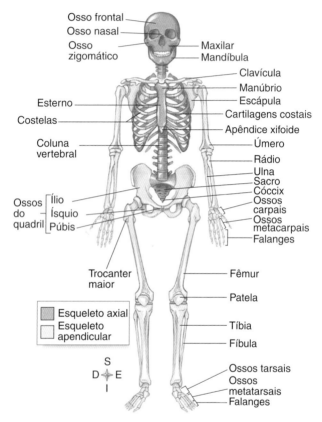

FIGURA 7-1 Esqueleto humano – vista anterior. (Fonte: Patton K, Thibodeau G: Structure and function of the human body, ed 15, St. Louis, 2016, Mosby.)

Capítulo 7 *Sistema Esquelético* **141**

ESQUELETO HUMANO – VISTA POSTERIOR

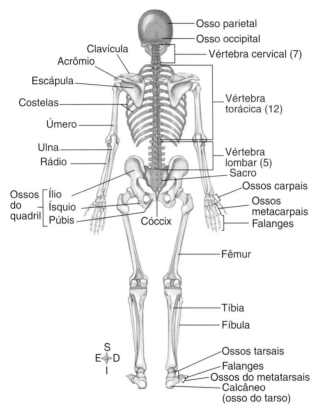

FIGURA 7-2 Esqueleto humano— vista posterior. (Fonte: Patton K, Thibodeau G: *Structure and function of the human body*, ed 15, St. Louis, 2016, Mosby.)

142　Capítulo 7　*Sistema Esquelético*

OSSOS DO CRÂNIO - VISTA FRONTAL

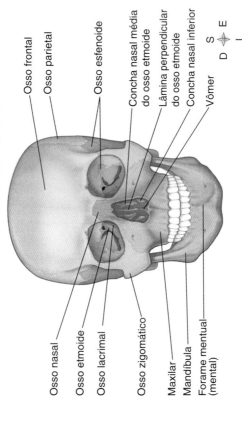

FIGURA 7-3 Ossos do crânio – vista frontal. (Fonte: Patton K, Thibodeau G: Structure and function of the human body, ed 15, St. Louis, 2016, Mosby.)

Capítulo 7 Sistema Esquelético **143**

OSSOS DO CRÂNIO - VISTA LATERAL

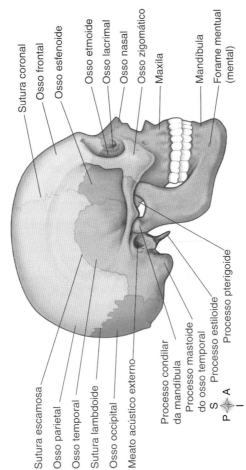

FIGURA 7-4 Ossos do crânio – vista lateral. (Fonte: Patton K, Thibodeau G: Structure and function of the human body, ed 15, St. Louis, 2016, Mosby.)

144 Capítulo 7 *Sistema Esquelético*

TIPOS DE FRATURAS

Simples fechada o osso fraturado não causa rompimento da pele

Fratura cominutiva O osso é quebrado em fragmentos

Compressão Causada pela força de compressão; comum nas vértebras lombares

Fratura por depressão Osso do crânio quebrado é movido para dentro

Fratura deslocada Fratura produz fragmentos desalinhados

Fratura em galho verde Fratura em que de um lado está quebrado e do outro está envergado (dobrado)

Impactada Osso quebrado projeta-se em outro osso

Incompleta A continuidade do osso não foi completamente rompida

Fratura longitudinal A quebra longitudinal corre paralela ao osso

Fratura oblíqua Fratura que percorre um ângulo de 45 graus através do eixo longitudinal

Fratura exposta a fratura rompe a pele (pode ser categorizado em graus 1–4 dependendo da gravidade)

Patológica Um processo patológico o qual enfraquece a estrutura óssea de modo que um ligeiro grau de trauma pode causar fratura (mais comum na osteoporose e câncer ósseo)

Fratura segmentar ocorre em dois lugares (também denominada de fratura dupla)

Fratura de Colles Fratura da extremidade distal do rádio

Espiral A linha de fratura é torcida; pode ser causada por uma força de torção

Transversal quebra ao longo do osso em um ângulo de 90 graus ao longo do eixo longitudinal

Possíveis Complicações Decorrentes da Fratura	
Complicações	**Sinais Clínicos Iniciais**
Embolia pulmonar	Dor subesternal, dispneia, pulso fraco e rápido; pode ocorrer sem sintomas
Embolia gordurosa	Confusão mental, agitação, febre, taquicardia, dispneia
Gangrena gasosa	Confusão mental, infecção
Tétano	Espasmos, dificuldade em abrir a boca; *pode ocorrer sem sintomas*
Infecção	Dor, vermelhidão, inchaço
Localizada	Dor localizada profunda, dormência, fraqueza
Síndrome	Diminuição da circulação distal à fratura

TIPOS DE TRAÇÃO

Tração é compreendida como uma força constante aplicada em uma parte ou em partes do corpo. A tração pode ser usada na redução de uma fratura, para manter a posição do corpo, imobilizar um membro, minimizar um espasmo muscular, alongar uma aderência e corrigir deformidades.

Contratração Uma força aplicada contra a tração

Tração de suspensão Um processo para suspender uma parte do corpo com o uso de armações, talas, lingas, cordas, polias e pesos

Tração cutânea Um processo de aplicação de adesivos diretamente na pele anexando pesos a eles; também chamado de tração de Buck e Russell

Tração de Buck Um processo de aplicação de uma tração reta sobre a extremidade afetada; usado para espasmos musculares e para imobilizar um membro

Tração de Russell O joelho é suspenso em uma tipoia à qual um cabo é anexado; permite algum movimento e permite a flexão da articulação do joelho; frequentemente usada em fratura de fêmur

Tração esquelética Processo em que a tração é aplicada diretamente ao osso; um fio ou pino é inserido através do osso distal à fratura

Tração de Bryant (extensão de Bryant) Força de tração aplicada verticalmente à perna; usada especialmente em fraturas do fêmur, em bebês e crianças pequenas

Tração de Dunlop Utilizado em crianças com certas fraturas do úmero (e cotovelo) quando o braço deve ser mantido em uma posição flexionada para evitar problemas com a circulação e com os nervos ao redor do cotovelo

TIPOS DE ARTICULAÇÕES SINOVIAIS

Esferoidea A cabeça de um osso se encaixa no encaixe de outro osso; apresenta maior amplitude de movimento. Exemplos: quadril e ombro

Gínglimo A extremidade convexa de um osso se encaixa na extremidade côncava de outro osso; o movimento está em um plano; articulações podem flexionar ou estender. Exemplos: cotovelo, joelho, tornozelo, dedos das mãos e dos pés

Trocoidea Em forma de arco; movimento em rotação. Exemplos: vértebras C1 e C2

Selar O osso convexo se encaixa no osso côncavo; o movimento está em dois planos; articulações podem flexionar ou estender e abduzir ou adução. Exemplo: polegar

Plana Dois ossos lisos se movem um sobre o outro. Exemplos: carpo, tarso, clavícula, esterno, costelas, vértebras, fíbula e tíbia

Condilar Oval; movimento circular. Exemplo: pulso

Capítulo 7 *Sistema Esquelético* **147**

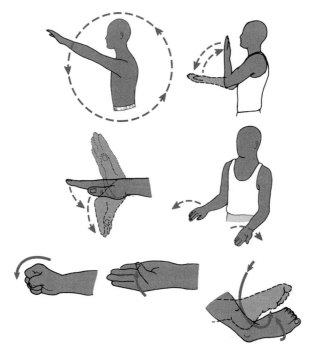

FIGURA 7-5 Tipos de articulações. (Adaptado da fonte: Potter PA, Perry AG, Stockert PA, Hall A: *Fundamentals of nursing*, ed 9, St. Louis, 2017, Mosby.)

CAPÍTULO 8

Sistema Muscular

Músculos Superficiais – Vista Anterior (p. 150)
Músculos Superficiais – Vista Posterior (p. 151)
Músculos da Face – Vista Lateral (p. 152)
Efeitos da Imobilidade (p. 153)
Amplitude de Movimentos (p. 156)
Uso do Calor (p. 164)
Uso do Frio (p. 164)
Posicionamento (p. 165)
Massagem (p. 171)

Para um estudo mais aprofundado do sistema muscular, consulte as seguintes publicações:

Ball JW, et al.: Seidel's guide to physical examination, ed 8, St. Louis, 2015, Mosby.

Lewis SM, et al.: Medical-surgical nursing, ed 9, St. Louis, 2014, Mosby.

Nugent P, Green J, Hellmer Saul MA, Pelikan P: Mosby's comprehensive review of nursing for the NCLEX-RN examination, ed 20, St. Louis, 2012, Mosby.

Patton K, Thibodeau G: Structure and function of the human body, ed 15, St. Louis, 2016, Mosby.

Potter PA, Perry AG, Stockert PA, Hall A: Fundamentals of nursing, ed 9, St. Louis, 2017, Mosby.

150 Capítulo 8 Sistema Muscular

MÚSCULOS SUPERFICIAIS – VISTA ANTERIOR

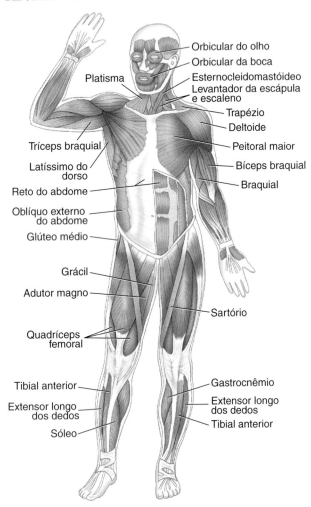

FIGURA 8-1 Músculos Superficiais – Vista Anterior.

Capítulo 8 Sistema Muscular 151

MÚSCULOS SUPERFICIAIS – VISTA POSTERIOR

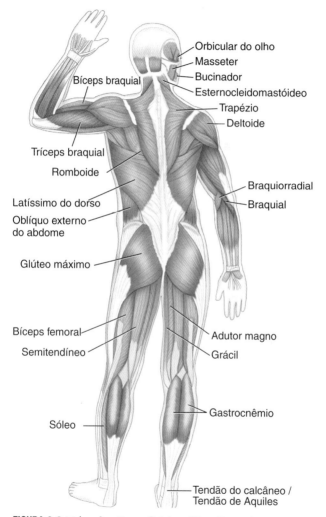

FIGURA 8-2 Músculos Superficiais – Vista Posterior.

152 Capítulo 8 *Sistema Muscular*

MÚSCULOS SUPERFICIAIS DA FACE – VISTA LATERAL

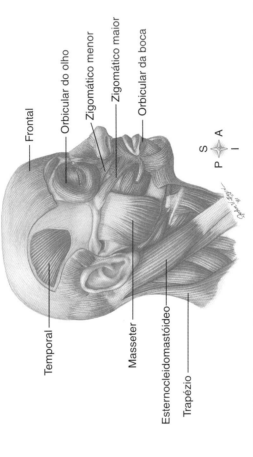

FIGURA 8-3 Músculos superficiais da face – vista lateral. (Fonte: Patton K, Thibodeau G: *Structure and function of the human body*, ed 15, St. Louis, 2016, Mosby.)

Graduação da Força Muscular

Escala	Porcentagem	Interpretação
5	100	Normal
4	75	Movimento completo, mas não apresenta força contra resistência
3	50	Movimento normal contra a gravidade
2	25	Movimento presente, se a gravidade é eliminada
1	10	Sem movimento
0	0	Paralisia

Escala de "0/5 a 5/5"
- 0/5: sem contração
- 1/5: contração muscular, mas sem movimento
- 2/5: movimento possível, mas não contra a gravidade; Nota: teste a articulação em seu plano horizontal.
- 3/5: movimento possível contra a gravidade; Nota: Não teste contra resistência.
- 4/5: movimento possível contra alguma resistência; Nota: esta categoria pode ser subdividida em 4–/5, 4/5 e 4+/5.
- 5/5: força normal

EFEITOS DA IMOBILIDADE
Benefícios
Diminuição da necessidade de oxigênio
Diminuição do metabolismo e utilização de energia
Dores reduzidas

Mudanças no Intestino
Constipação causada por diminuição do peristaltismo
Diminuição do esfíncter e do tônus muscular abdominal

Alterações Cardíacas

Aumento da frequência cardíaca de meia batida por dia causado pelo aumento da atividade simpática

Diminuição do volume sistólico e do débito cardíaco causados pelo aumento da frequência cardíaca

Hipotensão causada por vasodilatação, levando a trombose ou edema

Alterações Tegumentares

Diminuição do turgor causado por deslocamento de fluídos

Aumento da úlcera de decúbito causada por pressão prolongada

Aumento da atrofia da pele causada pela diminuição da nutrição

Alterações Metabólicas

Diminuição da taxa metabólica

Aumento do catabolismo (degradação das proteínas) levando a um desequilíbrio negativo de nitrogênio, o que resulta em menor cicatrização

Hipoproteinemia levando a deslocamento de fluidos e edema

Alterações Musculoesqueléticas

Diminuição da força muscular de 20% por semana

Diminuição da resistência física e da massa muscular

Atrofia muscular causada por contrações diminuídas

Osteoporose causada pelo aumento da extração de cálcio

A desmineralização começa no segundo dia de imobilização

Aumento das fraturas causadas por ossos porosos

Aumento da hipercalcemia

Encurtamento muscular levando a contratura

Alterações Respiratórias
Diminuição da expansão dos alvéolos causada pela diminuição do volume expiratório
Aumento do muco nos pulmões causado por diminuição da capacidade de excreção
A diminuição do movimento torácico restringe a expansão pulmonar
Músculos intercostais rígidos causados por diminuição de alongamento
Respiração superficial levando à diminuição da capacidade
Aumento das secreções causadas pela posição supina dos pulmões
Menos oxigênio leva a mais retenção de dióxido de carbono, o que resulta em acidose
Atelectasia causada por diminuição do fluxo sanguíneo

Alterações Neurosensoriais
Diminuição da sensação tátil
Aumento da inquietação, sonolência e irritabilidade
Aumento da confusão e desorientação causada pela hipercalcemia

Alterações Urinárias
Esvaziamento insuficiente causado pelo posicionamento
Estase urinária causando maior retenção de cálcio nos rins, levando a aumento dos cálculos renais
Retenção e distensão urinária causadas pelo esvaziamento incompleto
Incontinência causada pelo baixo tônus muscular
Incapacidade de esvaziamento causada por excesso de estiramento da bexiga
Infecção causada por estase e alcalinidade
Refluxo urinário causado por estase, levando a infecções

156 Capítulo 8 *Sistema Muscular*

AMPLITUDE DE MOVIMENTOS

Amplitude de Movimento (ADM)		
Tipo	**Função**	**Exemplo**
Flexão	Diminuição do ângulo	Dobrar o cotovelo ou joelho, queixo para baixo, cerrar o punho, dobrar a cintura ou o pulso, levantar a perna, dobrar os dedos dos pés
Extensão	Aumento do ângulo	Endireitar cotovelo ou joelho, queixo reto, mãos abertas, costas, dedos ou dedos do pé retos
Hiperextensão	Endireitar a articulação além dos limites	Cabeça inclinada para trás, dedos apontados para cima
Abdução	Afastar-se da linha média	Pernas ou braços longe do corpo, dedos separados
Adução	Mover para a linha média	Pernas juntas, braços ao lado, dedos juntos
Rotação	Mover ao redor do eixo	Círculo da cabeça, mão, pé, perna, braço, dedos das mãos, dedos dos pés
Eversão	Mover a articulação para fora	Pé ou mão apontados para fora do corpo
Inversão	Mover a articulação para dentro	Pé ou mão apontados para o corpo
Pronação	Mover a articulação para baixo	Palma da mão para baixo, cotovelo para dentro
Supinação	Mover a articulação para cima	Palma da mão para cima, e cotovelo para fora

Capítulo 8 Sistema Muscular 157

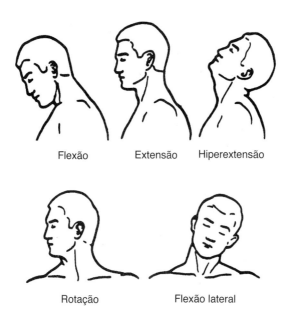

FIGURA 8-4 Exercícios de amplitude de movimento. (Fonte: Monahan F, Sands J, Neighbors M, et al.: *Phipps' medical-surgical nursing: health and illness perspectives*, ed 8, St. Louis, 2007, Mosby.)

158 Capítulo 8 Sistema Muscular

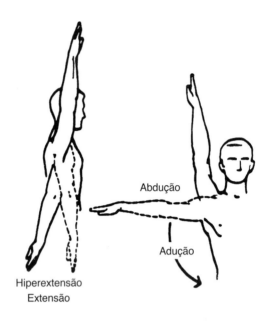

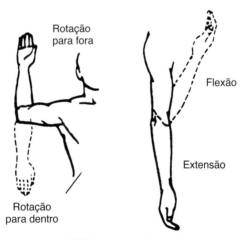

FIGURA 8-4, continuação

Capítulo 8 *Sistema Muscular* **159**

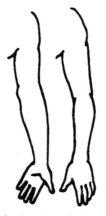

Supinação   Pronação

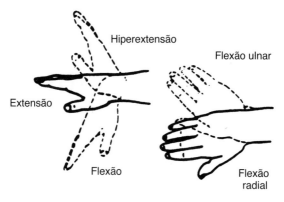

FIGURA 8-4, continuação

160 Capítulo 8 Sistema Muscular

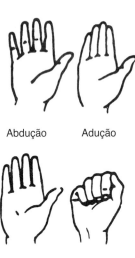

Abdução   Adução

Extensão   Flexão

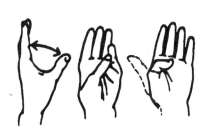

Abdução –   Oposição   Extensão –
Adução   ao dedo   Flexão
             mindinho

FIGURA 8-4, continuação

Capítulo 8 *Sistema Muscular* **161**

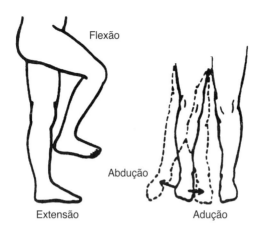

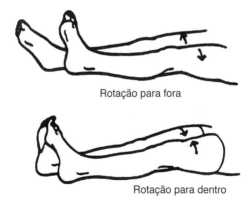

FIGURA 8-4, continuação

162 Capítulo 8 *Sistema Muscular*

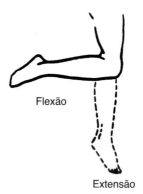

FIGURA 8-4, continuação

Capítulo 8 *Sistema Muscular* **163**

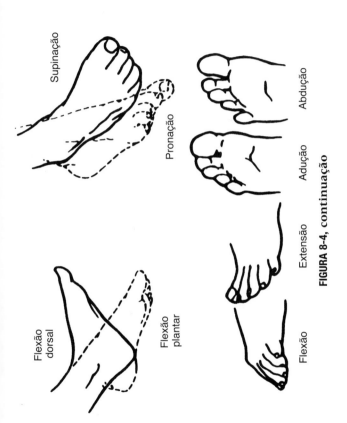

FIGURA 8-4, continuação

164 Capítulo 8 *Sistema Muscular*

USO DO CALOR*
Efeitos locais
Aumento da temperatura da pele
Vasodilatação, que aumenta o oxigênio e os
  nutrientes na área
Aumento do relaxamento muscular
Diminuição da rigidez e do espasmo
Aumento do peristaltismo

Indicação
Rigidez
Artrite
Dor

Contra-indicações
Trauma devido ao aumento do sangramento
Edema devido ao aumento da retenção de líquidos
Tumores malignos devido ao aumento do
  crescimento celular
Queimaduras devido a danos celulares aumentados
Feridas abertas devido ao aumento do sangramento
Áreas agudas como o apêndice devido a possível
  ruptura
Pacientes com alteração sensorial devido a maior
  chance de queimaduras
Pacientes confusos devido a maior chance de lesão

USO DO FRIO†
Efeitos locais
Vasoconstrição, que diminui o oxigênio para área
Diminuição do metabolismo e consequente
  diminuição das necessidades de oxigênio

---

* Pode-se exigir que o uso de calor seja prescrito por um
profissional médico, no entanto pode variar conforme política da
instituição.
† Pode-se exigir que o uso de frio seja prescrito por um
profissional médico, no entanto pode variar conforme política da
instituição.

Diminuição do fluxo local e, portanto, diminuição do edema
Diminuição da dor através da dormência
Disfunção da circulação e aumento da morte celular causada pela falta de oxigênio

Indicações
Entorses
Fraturas
Edema
Sangramento

Contraindicações
Feridas abertas devido a menor chance de cura
Redução da circulação devido a maior chance de lesão
Pacientes com alterações sensoriais devido a maior chance de lesão
Pacientes confusos devido a maior chance de lesão

POSICIONAMENTO
Litotomia dorsal/posição ginecológica Paciente está de costas com pernas bem afastadas. Joelhos estão dobrados; ganchos são frequentemente utilizados. A posição é usada para examinar a bexiga, a vagina, o reto ou o períneo.

Dorsal inclinado Paciente deitado de costas com pernas ligeiramente afastadas. Joelhos estão ligeiramente curvados com as solas dos pés plana sobre a cama.

Fowler O paciente está parcialmente sentado com os joelhos levemente dobrados. A cabeça da cama pode estar em semi-Fowler (45 graus) ou alto Fowler (90 graus).

Genupeitoral O paciente deita com o joelho encostado no peito, com a cabeça virada para um dos lados. Posição usada para examinar o reto ou a vagina.

Decúbito lateral esquerdo Paciente encontra-se no lado esquerdo com os quadris próximos à borda da cama.

Esquerda Sims Paciente encontra-se no lado esquerdo com joelho direito dobrado contra o abdome. Usado em exames retais e enemas.

Decúbito ventral/Prona O paciente encontra-se deitado de bruços sob o abdome com os braços repousados ao lado.

Trendelenburg reverso O paciente está de costas com as pernas juntas. A cama é reta com a cabeça da cama mais alta do que o pé.

Deitado de lado A cabeça do paciente está em linha reta com a coluna. Use travesseiros para apoiar a cabeça, braços e perna.

Supina (horizontal reclinada) O paciente está de costas com as pernas juntas e estendidas.

Trendelenburg O paciente está de costas com as pernas juntas. Cama é reta com cabeça de cama mais baixa que o pé. Usado em cirurgia pélvica.

Posições para Exames			
Posição	**Áreas Avaliadas**	**Justificativa**	**Limitações**
Sentado	Cabeça e pescoço, costas, tórax posterior e pulmões, tórax anterior e pulmões, seios, axilas, coração, sinais vitais e extremidades superiores	Sentar-se na posição vertical proporciona uma expansão completa dos pulmões e proporciona uma melhor visualização da simetria das partes superiores do corpo.	O paciente fisicamente enfraquecido pode ser incapaz de se sentar. O examinador deve usar a posição supina com a cabeça da cama elevada.

Posições para Exames – cont.

Posição	Áreas Avaliadas	Justificativa	Limitações
Supina	Cabeça e pescoço, tórax anterior e pulmões, seios, axilas, coração, abdome, extremidades, pulsos	Esta é a posição mais relaxada normalmente. Previne a contratura dos músculos abdominais e facilita o acesso aos pontos de pulso.	Se o paciente apresentar dificuldades de respirar, o examinador pode precisar levantar a cabeça da cama.
Dorsal recumbente	Cabeça, pescoço, tórax anterior, pulmões, seios, axilas, coração	Os pacientes que apresentam distúrbios dolorosos sentem-se mais confortáveis com os joelhos flexionados.	A posição não é usada para a avaliação abdominal, porque promove contratura dos músculos abdominais.

| Litotomia | Genitália feminina e trato genital | Esta posição proporciona exposição máxima dos órgãos genitais e facilita a inserção do espéculo vaginal. | Posição de litotomia é uma posição constrangedora e desconfortável, de modo que o examinador se preocupa com o tempo que o paciente permanece nesta posição. O paciente é mantido com avental apropriado. Paciente com artrite grave ou outra deformidade articular pode ser incapaz de assumir esta posição. |

Posições para Exames – cont.			
Posição	**Áreas Avaliadas**	**Justificativa**	**Limitações**
Sims	Reto e vagina	A flexão do quadril e do joelho contribui para a exposição da área retal.	Deformidades articulares podem dificultar a capacidade do paciente em dobrar o quadril e o joelho.
Prona	Sistema músculo esquelético	Esta posição é utilizada apenas para avaliar a extensão da articulação do quadril.	Esta posição é intolerável para paciente com dificuldades respiratórias.
Posição Genupeitoral	Reto	Esta posição fornece exposição máxima da área retal.	Essa posição é embaraçosa e desconfortável. Pacientes com artrite ou outras deformidades articulares podem ser incapazes de assumir essa posição.

Fonte: Potter PA, Perry AG, Stockert PA, Hall A: Fundamentals of nursing, ed 9, St. Louis, 2017, Mosby.

MASSAGEM

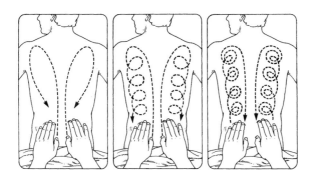

A técnica de massagem
- Avalie se há contraindicação da massagem.
- Inicie a massagem com o paciente em decúbito dorsal ou decúbito lateral.
- Comece a massagem pela testa e desça ao longo do corpo.
- Use um toque suave, mas firme.
- Sempre faça movimentos em direção ao coração.
- Faça movimentos para baixo no tórax e nas costas.
- Faça movimentos para cima nos braços.
- Use uma loção leve ou óleo.

CAPÍTULO 9

Sistema Nervoso

Estruturas do Cérebro (p. 175)
Níveis de Consciência (p. 175)
Função Neurológica (p. 176)
Sinais de Acidente Vascular Cerebral Iminente (p. 177)
Terminologia sobre Convulsão (p. 180)
Cuidados ao Paciente com Convulsão (p. 180)
Histórico do Sono do Paciente (p. 182)
Alterações do Sono (p. 182)
Escala de Sedação (p. 184)
Sistema Nervoso Central (p. 185)
A Avaliação da Dor (p. 189)
Escalas de Avaliação da Dor (p. 191)
Tratamento Não Farmacológico para Dor (p. 191)
Dor Crônica Não Maligna: Diretrizes para os Cuidados de
    Enfermagem (p. 192)
Olho (p. 196)
Tamanho da Pupila (p. 196)
Seis Direções do Olhar (p. 197)
Alfabeto Braille (p. 199)
Orelha (p. 200)
Alfabeto da Linguagem dos Sinais (p. 202)
Linguagem Numérica dos Sinais (p. 203)
Considerações Especiais de Comunicação (p. 203)
Sugestões para Comunicação com os Idosos (p. 204)

Para um estudo mais aprofundado do sistema nervoso, consulte as
seguintes publicações:

Lewis SM, et al.: *Medical-surgical nursing*, ed 9, St. Louis, 2014, Mosby.
Nugent P, Green J, Hellmer Saul MA, Pelikan P: *Mosby's comprehensive
    review of nursing for the NCLEX-RN examination*, ed 20, St. Louis,
    2012, Mosby.

174 Capítulo 9 *Sistema Nervoso*

Patton K, Thibodeau G: *Structure and function of the human body*, ed 15, St. Louis, 2016, Mosby.

Potter PA, Perry AG, Stockert PA, Hall A: *Fundamentals of nursing*, ed 9, St. Louis, 2017, Mosby.

Weilitz P, Potter PA: *Pocket guide for health assessment*, ed 6, St. Louis, 2007, Mosby.

ESTRUTURAS DO CÉREBRO

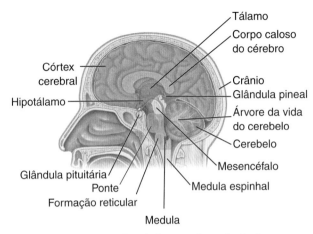

FIGURA 9-1 Estruturas do cérebro. (Adaptado da fonte: Patton K, Thibodeau G: *Structure and function of the human body*, ed 15, St. Louis, 2016, Mosby.)

NÍVEIS DE CONSCIÊNCIA

Alerta Acordado e consciente, responde adequadamente às perguntas, inicia conversa (A & O × 3: alerta e orientado para pessoa, lugar, tempo)

Sonolência ou Letargia Sonolento, mas é facilmente despertado, fala e responde devagar, mas adequadamente

Obnubilação Sonolento e difícil de despertar, lento para responder e retorna a dormir rapidamente

Torpor Despertado por meio de estímulos dolorosos, sem resposta verbal, nunca se apresenta totalmente acordado

Semicomatoso Responde apenas aos estímulos dolorosos, mas apresenta reflexos abrindo os olhos e emitindo sons verbais

Coma Nenhuma resposta aos estímulos dolorosos; sem reflexos ou tônus muscular

176 Capítulo 9 *Sistema Nervoso*

FUNÇÃO NEUROLÓGICA
Cerebral
Inclui estado mental, processos de pensamento, emoções, nível de consciência, orientação, linguagem de memória, adequação, inteligência e idade de desenvolvimento

Nervos Cranianos
Para um resumo dos nervos cranianos, ver p. 189.

Cerebelar
Inclui coordenação e equilíbrio; força e tônus muscular (p. 188); avaliação de reflexos

Escala de Coma de Glasgow		Resposta
Abertura ocular (melhor resposta) (Registrar "F" se os olhos estiverem fechados por inchaço)	Espontânea	4
	Em resposta a um chamado	3
	Ao estímulo de dor	2
	Não abre os olhos	1
Resposta motora (Registrar a melhor resposta do membro superior)	Obedece a comandos	6
	Localiza dor	5
	Movimento de retirada	4
	Flexão anormal	3
	Extensão anormal	2
	Nenhuma resposta motora	1

Escala de Coma de Glasgow – cont.		
Resposta verbal (melhor resposta) (Registrar "E" se apresentar tubo endotraqueal, "T" se tubo de traqueostomia)	Orientada	5
	Confusa	4
	Palavras inapropriadas	3
	Palavras incompreensíveis	2
	Nenhuma resposta verbal	1

Adaptado da fonte: Thompson JM, McFarland G, Hirsch J, et al.: *Mosby's clinical nursing*, ed 5, St. Louis, 2002, Mosby.

SINAIS DE ACIDENTE VASCULAR CEREBRAL IMINENTE*

F (face) - inclinação facial
A (arm) - fraqueza no braço
S (speak) - dificuldade de fala
T (time) - hora de telefonar para o 192/momento do início dos sintomas

---

* Disponível em www.strokeassociation.org/STROKEORG/WarningSigns/Stroke

Déficit Neurológico Conforme Localização

Localização	Possíveis Déficits	Intervenções de Enfermagem
Lobo frontal	Fraqueza com plegia Afasia expressiva Convulsões focais ou convulsão tônico-clônica (grande mal) Pensamento, raciocínio e memória prejudicados; Mudanças emocionais ou de personalidade	Avaliação funcional do profissional médico ou do terapeuta ocupacional Avaliação por fonoaudióloga Orientar a família em relação às convulsões Coordenar a avaliação neuropsicológica
Lobo temporal	Perda de campo visual, memória prejudicada Convulsões do lobo temporal Afasia receptiva, disnomia	Avaliar alterações visuais Monitorar convulsões Avaliar o comprometimento da fala
Lobo parietal	Alterações sensoriais, comprometimento da posição articular, vibração, leve toque Dificuldade na diferenciação de direita-esquerda Convulsões sensoriais, perda de campo visual	Avaliar o nível de alteração Consultar profissional médico ou terapeuta ocupacional para obter assistência Orientar a família em relação às alterações Monitorar convulsões

Lobo occipital	Alucinações visuais Convulsões	Consultar o oftalmologista, se necessário Monitorizar convulsões Orientar e apoiar a família
Cerebelo	Coordenação diminuída, ataxia Nistagmo, dores de cabeça aumentadas Aumento da pressão intracraniana	Avaliar o nível de comprometimento Orientar e apoiar o paciente Monitorar dores de cabeça
Tronco cerebral	Paralisia do nervo craniano, ataxia Insuficiência sensorial ou motora Morte súbita	Avaliar o nível de comprometimento Precauções de segurança Oferecer apoio à família

180 Capítulo 9 *Sistema Nervoso*

TERMINOLOGIA SOBRE CONVULSÃO

Convulsão Atividade elétrica anormal no cérebro

Epilepsia Convulsões recorrentes não provocadas

Generalizada ou Convulsão tônico-clônica
Anteriormente chamada de *grande mal*. Tônico
significa enrijecimento, e *clônico* significa agitação
rítmica. Há uma atividade elétrica anormal
que afeta o cérebro inteiro (assim o termo
"generalizado").

Convulsão parcial Às vezes confundida com *pequeno
mal*. Apenas uma parte do cérebro é afetada.

Parcial simples O paciente permanece alerta e se
comporta adequadamente.

Parcial complexo A pessoa apresenta-se
consciente, porém com alterações.

Crise de ausência Anteriormente chamada de
pequeno mal. Esta é uma convulsão generalizada e
sem agitação.

Estado pós-crise Período após uma crise
generalizada ou parcial durante a qual a pessoa
normalmente se sente sonolenta ou confusa.

Aura Um aviso de uma convulsão. Na verdade, a
aura é uma parte inicial da própria convulsão.

Convulsões febris Geralmente ocorrem
em lactentes e crianças jovens; elas são
frequentemente crises generalizadas tônico-
clônicas e ocorrem tipicamente em crianças com
febre alta, superior a 38 °C.

Estado de mal epiléptico (EME) Um estado
de convulsões contínuas ou recorrentes
frequentemente com duração de 30 minutos ou
mais.

CUIDADOS AO PACIENTE COM CONVULSÃO

Equipamentos e procedimentos

Cama deve estar na posição mais baixa.

As grades laterais devem estar elevadas e devem ser
protegidas.

Oxigênio e equipamento de sucção devem estar próximos.

Indique "precauções de convulsão" no plano de cuidados.

Observe se o paciente tem uma aura antes das convulsões.

Use termômetros digitais, não utilize termômetros de vidro.

Ao tomar banho, os pacientes devem usar ducha em vez de uma banheira.

Sempre transporte o paciente com oxigênio portátil.

Pacientes com frequentes convulsões tônico generalizada devem utilizar protetores para cabeça.

Durante a Convulsão

Solicite ajuda, mas NÃO TENTE conter o paciente.

Monitore o tempo da convulsão.

Fique com o paciente.

Ajude o paciente a se deitar. Coloque algo macio sob a cabeça.

Vire o paciente para decúbito lateral, se possível.

Remova os óculos e afrouxe a roupa apertada.

NÃO coloque nada entre os dentes.

NÃO tente remover as próteses dentárias.

Monitore a duração da convulsão e do tipo de movimento.

Após a Convulsão

Vire o paciente de lado para permitir a saída da saliva; e realizar sucção, se necessário.

Verifique os sinais vitais e parâmetros neurológicos, conforme necessário.

Não ofereça comida ou bebida até que o paciente esteja totalmente acordado.

Reoriente o paciente.

Notifique o médico a *menos* que o paciente esteja monitorado especificamente para convulsões.

Notifique *imediatamente* o médico se ocorrer convulsão sem recuperação da consciência ou se ocorrer alguma lesão.

Registre todas as observações.

182 Capítulo 9 *Sistema Nervoso*

Documente a hora e duração da convulsão e se havia aura.

Documente a sequência de comportamentos durante as convulsões (p.ex., o movimento dos olhos).

Documente a ocorrência de lesão e o que foi realizado em relação a esta situação.

Observe o que aconteceu com o paciente logo após a convulsão (o paciente recuperou-se da convulsão ao estado orientado?)

HISTÓRICO DO SONO DO PACIENTE

- Solicite ao paciente que descreva sua alteração específica.
- Solicite ao paciente que descreva seus sintomas e os fatores de alívio do problema.
- Avalie o padrão de sono do paciente.
- Avalie rituais em relação à hora de dormir do paciente.
- Avalie as doenças físicas atuais ou recentes.
- Avalie o estresse emocional atual ou recente.
- Avalie os possíveis distúrbios do sono.
- Avalie o uso atual de medicamentos e seus possíveis efeitos sobre o sono.

ALTERAÇÕES DO SONO

Bruxismo Ranger de dentes durante o sono

Insônia Dificuldade crônica com os padrões de sono

Insônia inicial Dificuldade em adormecer

Insônia intermitente Dificuldade em permanecer adormecido

Insônia terminal Dificuldade de voltar a dormir

Narcolepsia Dificuldade de regulação entre o sono e o estado de vigília; a pessoa adormece sem avisar

Enurese noturna Incontinência urinária durante a noite

Apneia do sono Períodos intermitentes de cessação da respiração durante o sono

Privação do sono Diminuição do sono em quantidade e qualidade

Sonambulismo Sonambulismo, terror noturno ou pesadelos

Medicamento e seus Efeitos Adversos no Sono

Hipnóticos
- Interfere nos estágios profundos do sono
- Aumento temporário na quantidade de sono
- Pode causar "ressaca" durante o dia
- Sonolência excessiva, confusão, diminuição da energia
- Pode piorar apneia do sono em idosos

Diuréticos
- Necessidade de urinar durante a noite

Antidepressivos e Estimulantes
- Supressão sono REM (movimentos oculares rápidos do sono)

Álcool
- Acelera o início do sono
- Perturba o sono REM
- Desperta a pessoa durante a noite e provoca dificuldade para voltar a dormir

Cafeína
- Previne o início do sono
- A pessoa pode despertar durante a noite

Não benzodiazepínicos
- Ansiedade e irritabilidade
- Sonambulismo, adormecer se alimentando ou dirigindo.

Digoxina
- Causa pesadelos

Betabloqueadores
- Causa pesadelos
- Causa insônia
- Despertar do sono

184 Capítulo 9 *Sistema Nervoso*

Medicamento e seus Efeitos Adversos no Sono – cont.

Valium
- Diminui as fases 2 e 4 do sono REM
- Diminui os episódios de despertares

Narcóticos (Morfina/Meperidine [Demerol])
- Supressão do sono REM
- Se interrompido rapidamente, pode correr o risco de aumento de disritmias cardíacas devido a períodos de "rebote do sono REM"
- Provoca um aumento de despertares e sonolência

Fonte: Potter PA, Perry AG: *Fundamentals of nursing*, ed 9, St. Louis, 2017, Mosby.

ESCALA DE SEDAÇÃO
S = Sonolento, mas fácil de despertar
1 = Acordado e alerta
2 = Pouco sonolento, mas fácil de despertar
3 = Sonolento, podendo dormir durante a conversação
4 = Sonolento, mínima ou nenhuma resposta à estimulação física*

---

* Adaptado da fonte: Pasero C, McCaffery M: *Pain assessment and pharmacological management*: p. 510, St. Louis, 2011, Mosby.

SISTEMA NERVOSO CENTRAL

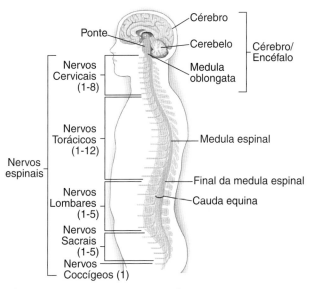

FIGURA 9-2 Sistema nervoso central com os nervos espinais.

Avaliação da Função Motora

Nível da Medula Espinhal	Avaliação: notar as respostas para os itens abaixo
C4-C5	O paciente faz o movimento de encolher os ombros contra a força aplicada ao empurrar seus ombros para baixo.
C5-C6	O paciente flexiona o cotovelo ao aplicar força empurrando o braço longe do paciente.
C7	O paciente flexiona o braço e tenta mantê-lo flexionado enquanto você enfermeiro aplica força contrária.
	O paciente aperta o seu polegar e o dedo indicador juntos e segura enquanto você tenta puxá-los com firmeza para fora.
C8-T1	O paciente aperta seus dedos.
L2-L4	O paciente, em decúbito dorsal, levanta a perna enquanto você aplica resistência, empurrando a perna para baixo.
	O paciente estende a perna que está em posição joelho-flexionado enquanto você aplica resistência, e ele mantém o joelho flexionado.
L5	O paciente realiza dorsiflexão dos pés para cima, enquanto você aplica força contrária.
L5-S1	O paciente movimenta o joelho, enquanto você aplica resistência contra o movimento.
S1	O paciente flexiona a planta dos pés para baixo enquanto você aplica força contrária.

Nervos Cranianos				
Número	Nome	Tipo	Função	Método de Avaliação
I	Olfatório	Sensorial	Olfato	Identifica odores
II	Óptico	Sensorial	Visão	Tabela de Snellen
III	Oculomotor	Motor	Visão	Reação pupilar
IV	Troclear	Motor Sensorial	Visão Córnea	Visão vertical Reflexo de piscar os olhos
V	Trigêmeo	Motor	Mastigação	Movimento da mastigação
VI	Abducente	Motor	Visão	Visão lateral
VII	Facial	Sensorial Motor	Paladar Expressão facial	Diferencia sabores Expressão de sorriso ou expressão fechada
VIII	Vestibulococlear	Sensorial	Equilíbrio	Teste de Weber e Rinne
IX	Glossofaríngeo	Sensorial Motor	Paladar Deglutição	Diferencia sabores Reflexo da deglutição
X	Vago	Sensorial Motor	Faringe Vocal	Diferencia sabores Tom de voz
XI	Acessório	Motor	Ombros	Movimento de encolher os ombros
XII	Hipoglosso	Motor	Língua	Projetar a língua

188 Capítulo 9 Sistema Nervoso

Tipos de Reflexos		
Nome	**Provocada por**	**Resposta**
Babinski	Estimular a face lateral da planta do pé	Extensão do hálux (Normal em lactentes, indica problema em adultos)
Chaddock	Estimular a região abaixo do maléolo lateral	Extensão dos dedos dos pés (Extensão do hálux)
Oppenheim	Estimular a superfície tibial	Extensão dos dedos dos pés (Extensão do hálux)
Gordon	Pressionar o músculo da panturrilha	Extensão dos dedos dos pés (Extensão do hálux)
Hoffmann	Pinçamento da falange distal do dedo médio	Flexão do polegar
Ankle clonus	Dorsiflexão brusca do pé com flexão do joelho	Movimento para cima e para baixo do pé
Kernig	Endireitar a perna com o músculo da coxa flexionado	Dor ao longo da parte posterior da coxa
Brudzinski	Flexão do queixo no peito	Limitações com dor

Escala de Graduação de Reflexo		
Graduação	**Símbolo**	**Interpretação**
5	5+	Hiperativo (com tônus)
4	4+	Hiperativo (muito rápido)
3	3+	Rápido
2	2+	Normal (médio)
1	1+	Diminuído mas presente
0	0	Ausente

A AVALIAÇÃO DA DOR

Reúna informações sobre a condição do paciente nas seguintes áreas.

Definição

As palavras usadas pelo paciente para descrever a dor são: *pressão, pontada, aperto, fisgada, formigamento.* Dessa maneira, é importante compreender a linguagem do paciente em relação à dor e acreditar em seu relado de dor.

Início

Quando iniciou a dor? (Dia e hora)

Durante

Quanto tempo durou o último episódio de dor (persistente, minutos ou horas, vem e volta, segundos)? A dor ocorre no mesmo horário a cada dia?

Localização

Em quais áreas do corpo inicia a dor? Isso pode ajudar o paciente a identificar a área exata, se possível. NOTE: Um paciente pode dizer que a dor é no estômago, mas pode apontar para a região inferior do abdome. Também, é importante perguntar se a dor se irradia, move ou vai para uma área diferente do corpo. Solicite ao paciente que aponte as áreas que estão confortáveis.

Gravidade

Quão desconfortável está a dor? Verifique a intensidade da dor. Forneça uma escala de classificação de pronto uso para o paciente classificar sua dor e explicar a escala. Use a mesma escala em avaliações posteriores. Exemplos: Uma escala de 0 a 10, sendo 0 ausência de dor e 10 sendo a pior dor; ou de cor, com o azul representando ausência de dor e vermelho sendo a pior dor.

190 Capítulo 9 *Sistema Nervoso*

Fatores Precipitantes
O que o paciente estava fazendo antes de iniciar a dor (exercício, curvando-se, trabalhando)?

Fatores Agravantes
O que piora a dor?

Fatores que Aliviam
O que faz a dor melhorar ou desaparecer (medicamentos para a dor, relaxamento, descanso, música)?

Fatores Associados
Náuseas ou vômitos?
Raiva ou agitação?
Sonolência ou depressão?
Fadiga ou falta de sono?

Comportamentos Observados
Agitação ou inquietação?
Estimulado ou incomodado?
Irritado ou em movimento de defesa?
Diminuição do apetite ou do sono?

Vocalizações
Chorar ou lamentar?
Ofegante ou gemendo?
Suspirando ou respiração ruidosa?

Expressões Faciais
Fazendo expressões faciais ou cerrando os dentes?
Estremecendo ou franzido da testa?
Tristeza ou olhos fechados?
Assustado ou lábios apertados?

ESCALAS DE AVALIAÇÃO DA DOR

Numérica

0	1	2	3	4	5	6	7	8	9	10

Ausência de dor   Dor severa

Descritiva

Ausência de dor	Dor leve	Dor moderada	Dor severa	Dor insuportável

Visual analógica

Ausência de dor   Dor insuportável

O Paciente designa um ponto na escala correspondente à sua percepção da gravidade da dor no momento da avaliação.

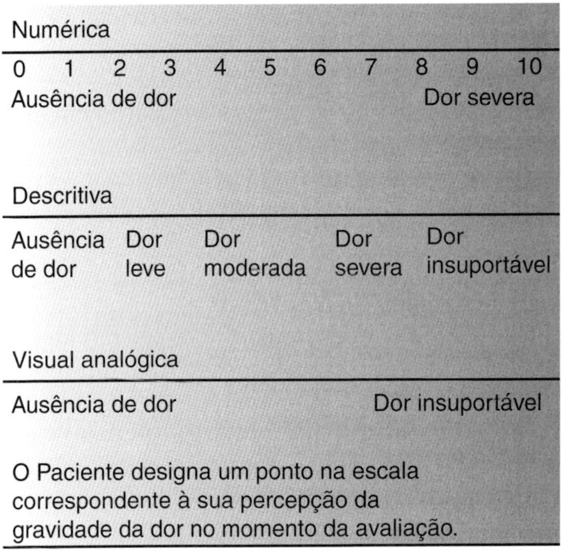

FIGURA 9-3 Escalas de avaliação da dor. (From Potter PA, Perry AG, Stockert PA, Hall A: Fundamentals of nursing, ed 9, St. Louis, 2017, Mosby.)

TRATAMENTO NÃO FARMACOLÓGICO PARA DOR

Biofeedback Pacientes podem aprender a controlar a tensão muscular para reduzir a dor com o uso de unidades de *biofeedback*.

Frio Usada para diminuir a dor ou inchaço (ver p. 164)

Distração Direcionar a atenção do paciente para outra coisa que não seja a dor, como música, visitas ou paisagens.

Calor Usado para diminuir a tensão (veja p. 164)

192 Capítulo 9 *Sistema Nervoso*

Imagem Usa a imaginação do paciente para criar agradáveis imagens mentais. Estas imagens são uma forma de distração. Esta atividade é considerada uma forma de auto-hipnose.

Massagem Veja p. 171.

Mentol Usado para aumentar a circulação em áreas doloridas.

Bloqueios de nervos Usado para bloquear a dor severa, sem alívio. Um anestésico local, por vezes combinados com cortisona, é injetado no interior ou em torno de um nervo.

Posicionamento Veja p. 165-170.

Pressão Usado para estimular o fluxo sanguíneo em áreas dolorosas. Aplicar pressão firme durante 10 a 60 segundos.

Exercícios de amplitude de movimento Veja p. 156-163.

Relaxamento Alívio da dor pela redução da tensão muscular. Música ou relaxamento podem ser úteis.

TENS (estimulação elétrica transcutânea) Uma leve corrente elétrica é aplicada para interromper os impulsos de dor.

Vibração Usado para estimular o fluxo sanguíneo para as áreas doloridas

DOR CRÔNICA NÃO MALIGNA: DIRETRIZES PARA OS CUIDADOS DE ENFERMAGEM[*]

Não discuta com o paciente acerca de sua dor.

Não se refira ao paciente como um viciado em drogas.

Não dizer ao paciente que ele vai se tornar viciado se ele continuar a fazer uso de narcóticos.

---

[*] Modificado de McCaffery M, Pasero C: *Pain: clinical manual for nursing practice*, ed 2, St. Louis, 1999, Mosby.

Capítulo 9 *Sistema Nervoso* **193**

Não use um placebo para tentar determinar se o paciente tem dor "real".

Esteja alerta para quaisquer alterações na condição de dor ou no tratamento para dor do paciente.

Reconheça as diferenças entre dor aguda e crônica.

Evite a retirada súbita de narcóticos ou sedativos para pacientes com dor crônica.

Quando necessário o uso de analgésicos, administre por via oral, se possível. (Os efeitos de analgésicos orais duram mais tempo do que geralmente IV ou medicamentos IM).

Revise os analgésicos que estão sendo usados para aliviar a dor crônica em relação aos que estão sendo usados para dor aguda.

Ofereça alternativas de alívio da dor (p. 193-194).

Revise sistemas de apoio ao paciente e sugira outros, se apropriado.

Ajude os acompanhantes do paciente a compreender a rotina de gerenciamento da dor do paciente.

Avalie o paciente em relação a depressão, a ansiedade, e ao estresse. (Tensões adicionais podem aumentar a experiência de dor do paciente.)

Avalie o risco de suicídio.

194 **Capítulo 9** *Sistema Nervoso*

Dose Média de Analgésicos para Adultos

Medicamento	Dose IM (mg/ml)	Dose, Via Oral (mg)*	Meia Vida (hr)	Duração (hr)
Aspirina	—	325–650	15–30 min	4–6
Acetaminofeno	—	500–1000	2–3	4–6
Ibuprofeno	—	400–800	1,8–2,5	4–6
Salicilato	—	325–650	1–4	6–12
Naproxeno	—	500	2–3	6–8
Indometacina	—	25–75	4–6	8–12
Cetorolaco	30–60	10–20	2–3	6
	15–30	—	2–3	6
Celecoxibe (Celebra®)	—	200–400	8–12	24
Diclofenaco (Voltaren®)	—	50–200	2–3	4–6
Fenoprofeno (Trandor®)	—	200–600	30 min	4–6
Fentanil	0,05–0,10	5 mcg/kg	8 min	1–2
Nabumetona	—	500–750	22–30	—
Piroxicam (Feldene®)	—	10–20	30–60	48–72

Oxicodona com acetaminofeno (Percocet®)	—	5	2–3	4–6
Propoxifeno	—	32–65	1–2	4–6
Levorfanol	2	2–4	2–4	4–8
Morfina	2–15	10–60	1–3	3–7
Codeína	30–60	15–60	2–4	4–6
Hidromorfona	1–4	1–10	2–3	4–5
Meperidina	50–100	50–150	1–2	2–4
Metadona	2,5–10	5–40	1–3	4–6
Tramadol	50–100	50–100	6–8	3–7

IM, intramuscular.

* Dose oral, intervalo de dose média para dose única.

Dados extraídos da fonte: *Drug facts & comparisons*, St. Louis, 2002. Facts & Comparisons; Physician's desk reference, ed 54, Montvale, NJ, 2000, Medical Economics.

OLHO

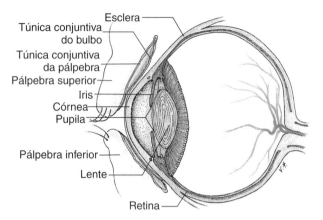

FIGURA 9-4 Estruturas do olho. (Fonte: Potter PA, Perry AG, Stockert PA, Hall A: Fundamentals of nursing, ed 9, St. Louis, 2017, Mosby.)

TAMANHO DA PUPILA

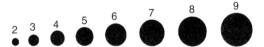

FIGURA 9-5 Gráfico do tamanho das pupilas em milímetros. (From Potter PA, Perry AG, Stockert PA, Hall A: Fundamentals of nursing, ed 9, St. Louis, 2017, Mosby.)

SEIS DIREÇÕES DO OLHAR

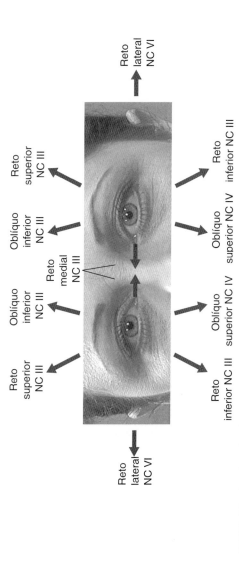

FIGURA 9-6 Direções do olhar. NC, nervo craniano (oculomotor). (Fonte: Seidel HM, et al.: Mosby's guide to physical examination, ed 7, St. Louis, 2011, Mosby.)

198 Capítulo 9 *Sistema Nervoso*

Os Cuidados com Lentes de Contato

Fazer
- Lave e enxague bem as mãos antes de manusear uma lente.
- Mantenha as unhas limpas e curtas.
- Remova as lentes do estojo uma de cada vez e coloque no olho.
- Comece com a mesma lente (esquerda ou direita) toda vez que for inserir.
- Use a técnica de colocação da lente aprendida com o especialista oftalmológico.
- Use produtos adequados para o cuidado da lente.
- Use lentes diárias e siga o cronograma de uso prescrito.
- Remova a lente se ficar desconfortável.
- Mantenha consultas regulares com o oftalmologista.
- Remova as lentes ao tomar banho, banho de sol ou nadar.

Não fazer
- Use sabonetes que contenham creme ou perfume para limpeza de lentes.
- Deixe as unhas tocarem nas lentes.
- Misture as lentes.
- Exceda o tempo de uso prescrito.
- Use saliva para molhar as lentes.
- Use solução salina caseira ou água da torneira para molhar ou limpar lentes.
- Peça emprestado ou misturar soluções de limpeza para lentes.

Fonte: Potter PA, Perry AG, Stockert PA, Hall A: *Fundamentals of nursing*, ed 8, St. Louis, 2013, Mosby.

ALFABETO BRAILLE

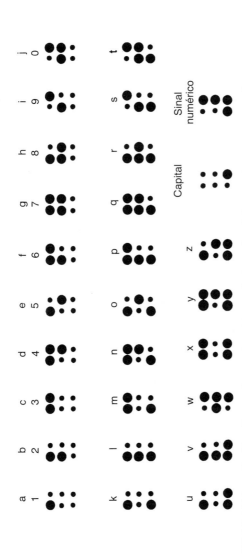

FIGURA 9-7 Alfabeto Braille. (Fonte: Sorrentino SA: Mosby's textbook for nursing assistants, ed 7, St. Louis, 2008, Mosby.)

200 Capítulo 9 *Sistema Nervoso*

ORELHA

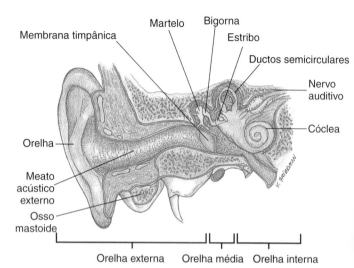

FIGURA 9-8 Estruturas da orelha. (Fonte: Potter PA, Perry AG, Stockert PA, Hall A: *Fundamentals of nursing,* ed 9, St. Louis, 2017, Mosby.)

Avaliação dos Dispositivos para os Sentidos

Óculos
- Finalidade de usar óculos (p.ex., leitura, para distância, ou ambos)
- Métodos usados para limpar óculos
- Presença de sintomas (p.ex., visão turva, fotofobia, dores de cabeça, irritação)

Lentes de contato
- Tipo de lentes usadas
- Frequência e duração do tempo em que as lentes são usadas (incluindo o tempo de sono)
- Presença de sintomas (p.ex., ardor, lacrimejamento excessivo, vermelhidão, irritação, inchaço, sensibilidade à luz)
- Técnicas utilizadas pelo paciente para limpar, armazenar, inserir e remover lentes
- Uso de colírios
- Uso de pulseira de identificação de emergência ou cartão que avisa os outros de remover as lentes do paciente em caso de emergência

Olho artificial
- Método utilizado para inserir e remover olhos
- Método de limpeza dos olhos
- Presença de sintomas (por exemplo, drenagem, inflamação, dor envolvendo a órbita)

Aparelhos Auditivos
- Tipo de auxílio usado
- Métodos usados para limpar o dispositivo
- Capacidade do paciente para trocar a bateria e ajustar o volume do aparelho auditivo

Fonte: Potter PA, Perry AG, Stockert PA, Hall A: *Fundamentals of nursing*, ed 9, St. Louis, 2017, Mosby.

ALFABETO DA LINGUAGEM DOS SINAIS

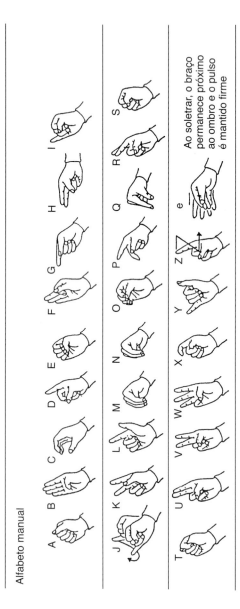

FIGURA 9-9 Alfabeto da linguagem dos sinais

LINGUAGEM NUMÉRICA DOS SINAIS

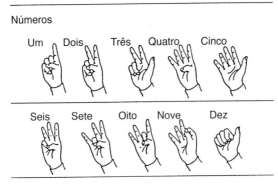

FIGURA 9-10 Linguagem numérica dos sinais.

CONSIDERAÇÕES ESPECIAIS DE COMUNICAÇÃO

Deficiência auditiva: Peça ao paciente que use seus aparelhos auditivos, se possível.

Limite o ruído de fundo, fique de frente com o paciente e obtenha a sua atenção.

Fale claramente, utilize gestos e imagens.

Dê informações por escrito, mantenha a área bem iluminada e use o intérprete conforme necessário.

Deficiência visual: Alerte o paciente de potenciais perigos.

Consulte números de relógio para a colocação de objetos.

Use letras grandes, Braille, áudio ou *e-books*.

Alerte o paciente de que alguém está presente com um toque físico suave.

Deficiência física: Use pistas não verbais, como balançar a cabeça ou expressões faciais.

Use quadro branco, *tablet* de computador ou dispositivos de apoio familiar ao paciente.

Consulte a família sobre as melhores práticas de comunicação.

Deficiência cognitiva: Use pistas não verbais, como balançar a cabeça ou expressões faciais.

Use palavras e frases curtas e simples bem como observe os sinais não verbais do paciente.

Reformule a frase, se necessário, mas não altere o significado da primeira instrução.

Minimizar distrações visuais e auditivas.

Consulte a família do paciente sobre as melhores práticas de comunicação.

SUGESTÕES PARA COMUNICAÇÃO COM OS IDOSOS

- Obtenha a atenção da pessoa. Isso ajudará se a pessoa tiver uma deficiência auditiva.
- Sente-se de frente para o paciente. A leitura labial pode ser útil.
- A iluminação adequada é importante. Evite o brilho e áreas pouco iluminadas.
- Mantenha um bom contato visual. Isso ajuda a estimular a confiança.
- Fale devagar e claramente. Isso ajuda se a pessoa apresenta dificuldade para ouvir.
- Use palavras e frases curtas e simples.
- Faça uma pergunta de cada vez. Isso pode ajudar na sobrecarga sensorial.
- Dê à pessoa um tempo extra para responder. Isso ajudará se a pessoa apresentar uma deficiência auditiva.
- Repetir informações ou ideias, se necessário.
- Reformule, se necessário, mas não altere o significado da primeira instrução.
- Minimize distrações visuais e auditivas.
- Não grite. Lembre-se, nem todo mundo é surdo.
- Resuma pontos se você não está sendo compreendido.
- Espere por erros ou explosões emocionais em uma pessoa confusa.
- Pode ser necessário reiniciar a conversação.
- Pode ser necessário interromper a conversa se a pessoa não conseguir se comunicar.

CAPÍTULO 10

Sistema Circulatório

Principais Artérias do Corpo (p. 206)
Estruturas do Coração (p. 207)
Artérias Coronárias (p. 208)
Avaliação Cardíaca Básica (p. 208)
Histórico Cardíaco (p. 209)
Focos de Ausculta Cardíaca (p. 210)
Sons Cardíacos Anormais (p. 211)
Escala de Classificação de Murmúrios ou Sons Cardíacos (p. 211)
Avaliação dos Locais de Pulso (p. 214)
Escala de Classificação de Edema (p. 215)
Escala de Classificação do Pulso (p. 215)

Para um estudo mais aprofundado do sistema circulatório, consulte as seguintes publicações:

Ball JW, et al.: Seidel's guide to physical examination, ed 8, St. Louis, 2015, Mosby.
Lewis SM, et al.: Medical-surgical nursing, ed 9, St. Louis, 2014, Mosby.
Nugent P, Green J, Hellmer Saul MA, Pelikan P: Mosby's comprehensive review of nursing for the NCLEX-RN examination, ed 20, St. Louis, 2012, Mosby.
Patton K, Thibodeau G: Structure and function of the human body, ed 15, St. Louis, 2016, Mosby.
Potter PA, Perry AG, Stockert PA, Hall A: Fundamentals of nursing, ed 9, St. Louis, 2017, Mosby.

206 Capítulo 10 *Sistema Circulatório*

PRINCIPAIS ARTÉRIAS DO CORPO

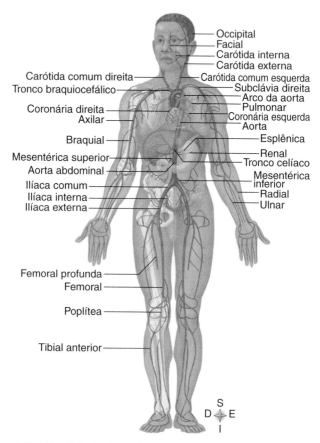

FIGURA 10-1 Principais artérias do corpo. (Fonte: Patton K, Thibodeau G: *Structure and function of the human body*, ed 15, St. Louis, 2016, Mosby.)

Capítulo 10 *Sistema Circulatório* **207**

ESTRUTURAS DO CORAÇÃO

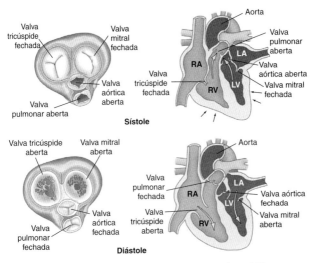

FIGURA 10-2 Estruturas do coração. A, anterior; AV, atrioventricular; E, esquerda; AE, átrio esquerdo; VE, ventrículo esquerdo; P, posterior; D, direita; AD, átrio direito; VD, ventrículo direito. (© Elsevier Collections.)

ARTÉRIAS CORONÁRIAS
Artéria Coronária Direita
Átrio direito e ventrículo direito anterior
Fornece sangue para:
- Septo posterior (90%)
- Músculo papilar posterior
- Nódulos sinusal e atrioventricular (AV) (80% a 90%)
- Região inferior do ventrículo esquerdo

Artéria Coronária Esquerda
Artéria coronária descendente anterior esquerda
Fornece sangue para:
- Parede do ventrículo esquerdo anterior
- Músculo papilar anterior
- Ápice do ventrículo esquerdo
- Septo interventricular anterior
  - Sistema de condução de suprimentos dos ramos septais
  - Sistema do Feixe de His

Circunflexa
Fornece sangue para:
- Átrio esquerdo
- Superfícies posteriores do ventrículo esquerdo
- Região posterior do septo

AVALIAÇÃO CARDÍACA BÁSICA
B1
Primeira bulha cardíaca — ouvida quando as válvulas mitral e tricúspide se fecham. Após os ventrículos estarem cheios de sangue, um som baixo, abafado e agudo "TUM" é ouvido. A sístole começa quando os ventrículos se contraem. A sístole é mais curta que a diástole.

B2

Segunda bulha cardíaca – ouvida quando as válvulas aórtica e pulmonar se fecham. Depois que o sangue segue para a aorta e para a artéria pulmonar, um som alto agudo "TÁ" é ouvido.

HISTÓRICO CARDÍACO

Histórico do Paciente

Ataques cardíacos, febre reumática, febre, hipertensão, tonturas, síncope, diabetes, doenças pulmonares ou endócrinas

Hábitos de Saúde

Tabagismo, álcool, dieta, exercício, estresse

Histórico Familiar

Doença coronariana, acidente vascular encefálico ou obesidade em pais ou avós

Sinais e Sintomas

Dor torácica, falta de ar, ortopneia, síncope, hipertensão, dispneia, edema, tosse, palpitações, chiado, necessidade de travesseiro extra para dormir, fadiga, fraqueza

FOCOS DE AUSCULTA CARDÍACA

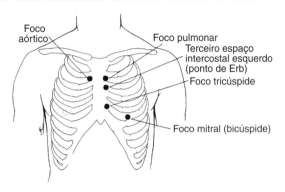

FIGURA 10-3 Focos de ausculta cardíaca. (Fonte: Monahan F, Sands J, Neighbors M, et al.: Phipps' medical-surgical nursing: health and illness perspectives, ed 8, St. Louis, 2007, Mosby.)

Localização de Impulso Máximo

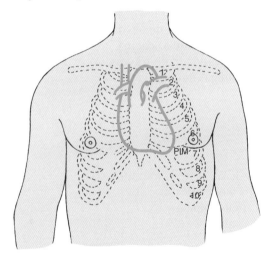

FIGURA 10-4 Localização de impulso máximo. (Fonte: Potter PA, Perry AG, Stockert PA, Hall A: Fundamentals of nursing, ed 9, St. Louis, 2017, Mosby.)

Capítulo 10 *Sistema Circulatório* **211**

SONS CARDÍACOS ANORMAIS

B1 A primeira bulha de intensidade variável com batimentos diferentes — indica possível bloqueio cardíaco

B2 Aumento da intensidade na valva aórtica — indica possível hipertensão

B3 Aumento da intensidade na válvula pulmonar — indica possível hipertensão

Sístole Som agudo — indica possível deformidade

Diástole Presença de S3 em adultos idosos — indica possível insuficiência cardíaca

Qualidade e Tonalidade dos Sons Cardíacos		
Tipo	**Qualidade**	**Tonalidade**
Estenose aórtica e pulmonar	Rude	Médio alto
Regurgitação mitral e tricúspide	Sopro	Alto
Alteração do septo ventricular	Rude	Alto
Estenose mitral	Surdo	Baixo
Regurgitação aórtica	Sopro	Alto

ESCALA DE CLASSIFICAÇÃO DE MURMÚRIOS OU SONS CARDÍACOS

1 Difícil de ouvir
2 Fraco, mas reconhecível
3 Fácil de ouvir com o estetoscópio
4 Alto, frequentemente com a vibração percebida por meio palpação
5 Muito alto, associado a vibração
6 Não é necessário o uso do estetoscópio; pode ser ouvido com estetoscópio a 2,5 cm do peito

Medicamentos Cardiovasculares

Medicamento	Efeitos Colaterais	Considerações
Digoxina (Lanoxina) (IV/VO)	Fadiga, dor de cabeça, anoxia	Monitorar o ritmo e pressão arterial durante a administração
Digitoxina (VO)	Arritmia, náuseas, vômitos	Monitorar frequência cardíaca e pressão arterial
Nitroglicerina (IV, VO, bucal, unguento, transdérmico)	Cefaleias, hipotensão, náuseas, vômitos, rubor, arritmia	Monitorar arritmia
Amrinona (IV)	Arritmia, hipotensão, trombocitopenia	Monitorar ritmo, pressão arterial e frequência cardíaca
Milrinona (IV)	Arritmia, hipotensão, trombocitopenia	Monitorar ritmo, pressão arterial e frequência cardíaca
Dobutamina (IV)	Taquicardia, angina, falta de ar, cefaleia, ectopia ventricular, náusea	Saída do monitor Monitorar ritmo e pressão arterial Verificar os pulsos periféricos

Dopamina (IV)	Taquicardia, angina, falta de ar, cefaleia, ectopia ventricular, náusea	Saída do monitor Monitorar ritmo e pressão arterial
Epinefrina (IV)	Arritmia, hipertensão, cefaleia, hiperglicemia, náusea	Verificar os pulsos periféricos Saída do monitor Monitorar ritmo e pressão arterial
Norepinefrina	Bradicardia, taquicardia, angina, cefaleia, tonturas	Monitorar ritmo e pressão arterial Tenha atropina disponível Monitorar balanço de fluidos
Isoproterenol (IV)	Arritmia, hipertensão, náuseas, vômitos, rubor facial	Monitorar ritmo e pressão arterial Monitorar arritmia Monitorar balanço de fluidos

IV, intravenoso; *VO*, via oral

AVALIAÇÃO DOS LOCAIS DE PULSO*

Temporal Encontrado sobre o osso temporal acima e lateral ao olho; facilmente acessível, usado frequentemente em crianças

Apical Melhor encontrado entre o **quarto e o quinto espaços intercostais**, linha média clavicular; usado para auscultar os sons cardíacos e antes da administração de digoxina

Carotídeo Encontrado em ambos os lados do pescoço sobre a **artéria carótida**; usada para avaliar a circulação durante choque ou parada cardíaca e quando outros pulsos periféricos não estão palpáveis

Braquial Encontrado na **área antecubital** do braço; usado para auscultar a pressão arterial e para avaliar a circulação do braço inferior

Radial Encontrado **no lado do polegar do antebraço** no pulso; utilizado para avaliar a circulação da cabeça e a circulação periférica

Ulnar Encontrado **no pulso no lado oposto do rádio**; usado para avaliar a circulação da mão e no teste de avaliação de Allen

Femoral Encontrado abaixo do **ligamento inguinal** a meio caminho entre a sínfise púbica e a espinha ilíaca anterossuperior; usado para avaliar a circulação da perna; pode ser usado para avaliar a circulação durante choque ou parada cardíaca ou quando outros pulsos periféricos estão fracos

Poplíteo Encontrado **atrás do joelho**; usado para avaliar a circulação da perna

---

* Veja Figura 4-1, p. 91.

Tibial Posterior Encontrado no lado interno de cada **tornozelo**; usado para avaliar a circulação do pé

Pedioso Encontrado ao longo da **parte superior do pé** entre os tendões de extensão dos dedos grande e primeiro; utilizado para avaliar a circulação do pé

ESCALA DE CLASSIFICAÇÃO DE EDEMA

1+ Pouco detectável

2+ Profundidade da fóvea (ou indentação) em menos de 5 mm

3+ Profundidade da fóvea (ou indentação) em 5 a 10 mm

4+ Profundidade da fóvea (ou indentação) superior a 10 mm

ESCALA DE CLASSIFICAÇÃO DO PULSO

Escala de 4 pontos

0   Ausência

+1   Diminuído/Pouco palpável

+2   Normal/Esperado

+3   Cheio/Forte

+4   Saltando

Escala de 3 pontos

0   Ausência

+1   Fraco

+2   Normal

+3   Cheio

216 Capítulo 10 *Sistema Circulatório*

Perfusão Tissular		
Área	**Anormalidade**	**Manifestado pela**
Cor da pele	Cianótico	Diminuição do retorno venoso
	Pálido	Diminuição do fluxo arterial
	Escuro	Diminuição do fluxo arterial
Temperatura	Frio	Diminuição do fluxo arterial
Fluido	Edema leve	Diminuição do fluxo arterial
	Edema acentuado	Diminuição do retorno venoso
Textura	Delgado ou grosso	Diminuição do retorno venoso e do fluxo arterial
	Brilhante	Diminuição do retorno venoso e do fluxo arterial
Unhas	Cianótica	Diminuição do fluxo arterial

CAPÍTULO 11

Sistema Respiratório

Estruturas do Trato Respiratório (p. 218)
Marcos de Referência da Parede Torácica (p. 220)
Padrão Sistemático de Palpação e Ausculta (p. 221)
Sons Respiratórios Normais (p. 222)
Sinais e Sintomas de Hiperventilação (p. 222)
Sinais e Sintomas de Hipoventilação (p. 222)
Sinais e Sintomas de Hipóxia (p. 222)
Sons Anormais e Adventícios (p. 224)
Disfunções Pulmonares Comuns (p. 225)
Oxigenoterapia (p. 232)

Para um estudo aprofundado sobre o sistema respiratório, consulte as seguintes publicações:

Ball JW, et al.: Seidel's guide to physical examination, 8 ed, St. Louis, 2015, Mosby.

Lewis SM, et al.: Medical-surgical nursing, 9 ed, St. Louis, 2014, Mosby.

Nugent P, Green J, Hellmer Saul MA, Pelikan P: Mosby's comprehensive review of nursing for the NCLEX-RN examination, 20 ed, St. Louis, 2012, Mosby.

Patton K, Thibodeau G: Structure and function of the human body, 15 ed, St. Louis, 2016, Mosby.

Potter PA, Perry AG, Stockert PA, Hall A: Fundamentals of nursing, 9 ed, St. Louis, 2017, Mosby.

218　CAPÍTULO 11　*Sistema Respiratório*

ESTRUTURAS DO TRATO RESPIRATÓRIO

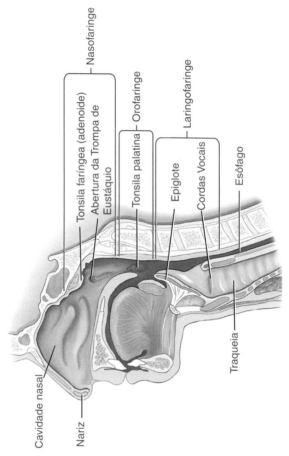

FIGURA 11-1 Trato Respiratório Superior. (© Elsevier Collections.)

CAPÍTULO 11 Sistema Respiratório **219**

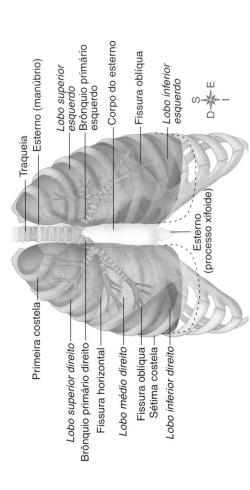

FIGURA 11-2 Estruturas dos pulmões. (Modificado de Thibodeau G, Patton K: *Estrutura e função do corpo humano*, 15 ed, St. Louis, 2016, Mosby.)

220 CAPÍTULO 11 *Sistema Respiratório*

MARCOS DE REFERÊNCIA DA PAREDE TORÁCICA

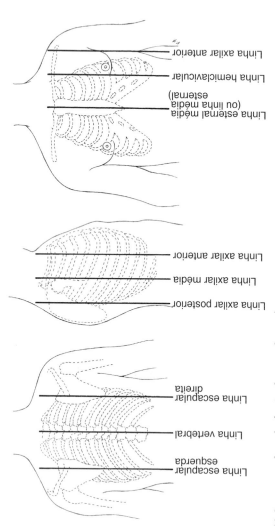

FIGURA 11-3 Marcos de referência da parede torácica. (De Potter PA, Perry AG, Stockert PA, Hall A: *Fundamentos de enfermagem*, 9ed, St. Louis, 2017, Mosby.)

PADRÃO SISTEMÁTICO DE PALPAÇÃO E AUSCULTA

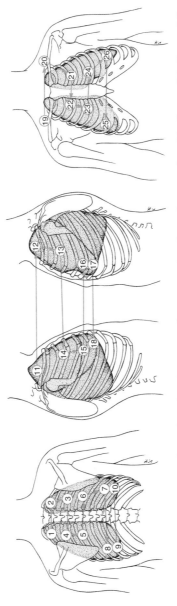

FIGURA 11-4 Padrão sistemático de palpação e ausculta – posterior, lateral e anterior. (De Potter PA, Perry AG, Stockert PA, Hall A: *Fundamentos de enfermagem*, 9ed, St. Louis, 2017, Mosby.)

SONS RESPIRATÓRIOS NORMAIS

Vesicular: Suspiro suave, de baixa frequência, sobre da base dos bronquíolos e alvéolos na inspiração

Bronquiolar: Som moderado, agudo, sobre a traqueia

Boncovesicular: Som moderado sobre o primeiro e segundo espaços intercostais

Traqueal: Som mais alto e mais agudo dentre os sons respiratórios normais, áspero e tubular

SINAIS E SINTOMAS DE HIPERVENTILAÇÃO

- Taquicardia, dor no peito, falta de ar
- Tonturas, vertigens, desorientação
- Parestesia, dormência
- Zumbido, visão turva, tetania

SINAIS E SINTOMAS DE HIPOVENTILAÇÃO

- Tonturas, dor de cabeça, letargia
- Desorientação, convulsões, coma
- Diminuição da capacidade de seguir instruções
- Arritmias cardíacas, desequilíbrio eletrolítico, parada cardíaca

SINAIS E SINTOMAS DE HIPÓXIA

- Inquietação, ansiedade, desorientação
- Diminuição da concentração, fadiga
- Diminuição da consciência, tontura
- Mudanças de comportamento, palidez
- Aumento da frequência cardíaca e pressão arterial
- Arritmias cardíacas, cianose, baqueteamento digital, dispneia

Anormalidades Comuns do Pulmão		
Tipo	**Características**	**Coletar dados sobre**
Apneia	Períodos de ausência de respiração	Problemas para dormir, morte eminente
Bradipneia	< 10 respirações/min	Overdose de drogas ou álcool
Dispneia	Dificuldade para respirar	Baixo nível de hemoglobina, acidose
Estridor	Sons agudos	Obstrução
Taquipneia	> 20 respirações/min	Ansiedade, febre
Hiperpneia	Frequência e profundidade aumentadas	Dor, reação à altitude
Hiperventilação	Acidose	Frequência e profundidade extremas
Respiração de Cheyne-Stokes	Períodos alternados de hiperpneia e apneia	Morte eminente
Respirações de Kussmaul	Frequência e profundidade extremas	Cetoacidose diabética, insuficiência renal
Assimétrica	Os pulmões não se expandem igualmente	Costelas fraturadas, ausência de um pulmão, pneumotórax

224 CAPÍTULO 11 *Sistema Respiratório*

SONS ANORMAIS E ADVENTÍCIOS

Crepitações/estertores: Som leve e fino, similares a estalidos, geralmente na inspiração; não desaparecem na tosse
- **Alveolar:** Agudo
- **Brônquico:** Baixa frequência

Roncos: grosseiro, áspero, sobre fluidos (geralmente na expiração); podem desaparecer na tosse

Sibilos: sibilantes, musicais na inspiração ou expiração; normalmente mais altos na expiração

Atrito pleural: som áspero de atrito entre pleuras se esfregando, geralmente na face anterior; ouvido primariamente na inspiração

Estridor: Som agudo, culminante, mais alto durante a inspiração; indica obstrução

Questões para Coleta de Dados em Relação ao Estado Respiratório

Padrão Temporal
- Quando começou o som respiratório?
- Quanto tempo durou?
- Existe um padrão para as ocorrências?

Qualidade
- Como você o descreveria?

Fatores de Alívio
- O que o melhora?

Fatores Agravantes
- O que o piora?

Outros
- Que outros sintomas também estão presentes?
- Existe tosse?
- Existe alguma dificuldade para respirar?

CAPÍTULO 11 *Sistema Respiratório* 225

Exames que Podem ser Solicitados para Pacientes com Sons Respiratórios Anormais

- Radiografia de tórax
- Testes de função pulmonar
- Exames de sangue (incluindo gasometria arterial)
- Tomografia computadorizada do tórax
- Análise de amostra de escarro

DISFUNÇÕES PULMONARES COMUNS

Asma
Sinais e sintomas: Dispneia, tosse, taquipneia
Buscar ouvir: Sons diminuídos com sibilos

Atelectasia
Sinais e sintomas: Taquipneia, cianose, uso de musculatura acessória
Buscar ouvir: Sons diminuídos com estertores

Bronquiectasia
Sinais e sintomas: Tosse crônica com grandes quantidades de produção de escarro com odor desagradável, tosse com sangue, tosse piorada ao deitar-se de lado, fadiga, falta de ar agravada pelo exercício, perda de peso, respiração ofegante, palidez, pele hipocorada, azulada, odor respiratório; baqueteamento digital pode estar presente
Buscar ouvir: sibilos e crepitações

Bronquite
Sinais e sintomas: Tosse com escarro, dor de garganta e febre, expiração prolongada
Buscar ouvir: Expiração prolongada, sibilos, estertores

CAPÍTULO 11 *Sistema Respiratório*

Fibrose Cística (FC)
Sinais e sintomas: Infecções respiratórias recorrentes, tais como pneumonia ou sinusite; tosse ou sibilos; ausência de movimentos intestinais nas primeiras 24 a 48 horas de vida; e fezes claras ou cor de argila, odor fétido, ou flutuam. Lactentes podem ter a pele com sabor salgado, perda de peso ou incapacidade de ganhar peso normalmente na infância; diarreia; crescimento retardado e fadiga
Buscar ouvir: Sibilos e crepitações

Enfisema
Sinais e sintomas: Dispneia, tosse com escarro
Buscar ouvir: Sibilos, roncos

Doença Intersticial Pulmonar (DIP)
Sinais e sintomas: Falta de ar durante exercício. Quando a doença é grave e prolongada, pode ocorrer insuficiência cardíaca, com edema de membros inferiores
Buscar ouvir: Tosse seca, sem expectoração

Neoplasma
Sinais e sintomas: Tosse com expectoração, dor no peito
Buscar ouvir: Sons diminuídos

Derrame Pleural
Sinais e sintomas: Dor, dispneia, palidez, febre, tosse
Buscar ouvir: Sons diminuídos, atrito pleural

Pneumonia
Sinais e sintomas: Calafrios, tosse produtiva, alteração para engolir
Buscar ouvir: Estertores finos ou atrito pleural

Pneumotórax
Sinais e sintomas: Dor, dispneia, cianose, taquipneia
Buscar ouvir: Sons diminuídos no lado afetado

Edema Pulmonar
Sinais e sintomas: Taquipneia, tosse, cianose, ortopneia, uso de musculatura acessória
Buscar ouvir: Crepitações, roncos, sibilos

Posições para Drenagem Postural

Segmento Pulmonar	Posição do Paciente
Adulto	
Bilateral	Fowler alta

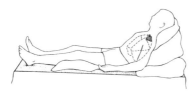

Segmentos apicais: Lobo superior direito – segmento anterior	Supina com cabeceira elevada

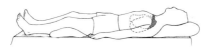

Continua

228 CAPÍTULO 11 Sistema Respiratório

Posições para Drenagem Postural – continuação

Segmento Pulmonar | **Posição do Paciente**

Lobo superior esquerdo – segmento anterior | Supina com cabeceira elevada

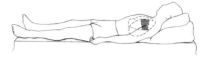

Lobo superior direito – segmento posterior | Lateral com o lado direito do tórax elevado nos travesseiros

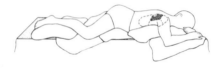

Lobo superior esquerdo – segmento posterior | Lateral com o lado esquerdo do tórax elevado nos travesseiros

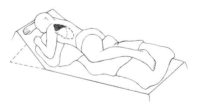

Posições para Drenagem Postural – continuação

Segmento Pulmonar **Posição do Paciente**

Lobo médio direito – segmento anterior

Posição supina três/quartos com o pulmão dependente em posição Trendelenburg

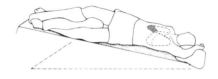

Lobo médio direito – segmento posterior

Prona, com tórax e abdome elevados

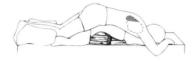

Ambos os lobos inferiores – segmentos anteriores

Supina, em posição Trendelenburg

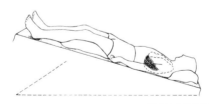

Continua

Posições para Drenagem Postural – continuação

Segmento Pulmonar **Posição do Paciente**

Lobo inferior esquerdo – segmento lateral

Lateral direita em posição Trendelenburg

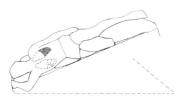

Lobo inferior direito – segmento lateral

Lateral esquerda em posição Trendelenburg

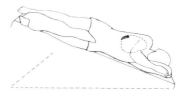

Lobo inferior direito – segmento posterior

Prona, com o lado direito do tórax elevado em posição Trendelenburg

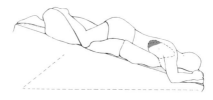

Posições para Drenagem Postural – continuação

Segmento Pulmonar **Posição do Paciente**

Ambos os lobos inferiores – segmento posterior — Prona, em posição Trendelenburg

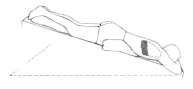

Criança

Bilateral – segmentos apicais — Sentado(a) no colo do(a) enfermeiro(a), curvado(a) levemente para frente, flexionado(a) sobre um travesseiro

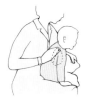

Bilateral – segmentos médios anteriores — Sentado(a) no colo do(a) enfermeiro(a), encostado(a) no(a) enfermeiro(a)

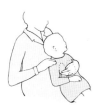

Continua

CAPÍTULO 11 Sistema Respiratório

Posições para Drenagem Postural – continuação

Segmento Pulmonar

Lobos bilaterais – segmentos anteriores

Posição do Paciente

Deitado(a) em supina no colo do(a) enfermeiro(a), com as costas apoiadas em um travesseiro

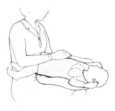

De Potter PA, Perry AG, Stockert PA, Hall A: *Fundamentos de enfermagem*, 9ed, St. Louis, 2017, Mosby

OXIGENOTERAPIA

O oxigênio é um medicamento. Logo, é necessário ordem médica para uso.

Nota – 21% de oxigênio em ar ambiente

Cânula

1 L = 24% de oxigênio
2 L = 28% de oxigênio
3 L = 32% de oxigênio
4 L = 36% de oxigênio
5 L = 40% de oxigênio
6 L = 44% de oxigênio

Se o paciente requer mais oxigênio que 6 L, pode ser necessária uma máscara. Pode-se adicionar umidificação para conforto.

Máscara Simples

5 a 6 L = 40% de oxigênio
7 a 8 L = 50% de oxigênio
10 L = 60% de oxigênio
Não deve ser usada abaixo de 5 L/min.

Máscara Reinalante Parcial

6 a 10 L = até 80% de oxigénio
O nível de oxigênio dependerá do estado de saúde geral e respiratória do paciente. Não deve ser utilizada abaixo de 5 L/min. A bolsa-reservatório nunca deve estar totalmente colabada.

Máscara não Reinalante

Proporcionará 80% a 100% de oxigênio. Não deve ser utilizada abaixo de 5 L/min. A bolsa-reservatório nunca deve estar totalmente colabada.

Funções Pulmonares			
Nome	**Descrição**	**Média**	**Considerações**
Volume corrente (VC)	Quantidade de ar inspirado ou expirado	5–10 ml/kg	Diminuída em idosos e pacientes com doença pulmonar restritiva
Volume residual (VR)	Quantidade de ar que permanece no pulmão após expiração profunda	1200 ml	Aumentada em pacientes com doença pulmonar obstrutiva crônica
Capacidade residual funcional (CRF)	Quantidade de ar que permanece no pulmão após expiração normal	2400 ml	Aumentada em pacientes com doenças pulmonares obstrutivas
Capacidade vital (CV)	Quantidade de ar expirado após máxima inspiração	4800 ml	Reduzida no edema pulmonar e atelectasia
Capacidade pulmonar total (CPT)	Ar total nos pulmões após máxima inspiração	6000 ml	Reduzida na doença restritiva Aumentada na doença obstrutiva

CAPÍTULO 12

Sistema Endócrino

Glândulas Endócrinas e Estruturas Associadas (p. 236)
Diabetes (p. 237)
Insulina (p. 239)
Glândulas Adrenais (p. 246)
Glândula Pituitária (p. 247)
Glândula Tireoide (p. 248)

Para um estudo aprofundado sobre o sistema endócrino, consulte as seguintes publicações:

Lewis SM, et al.: Medical-surgical nursing, 9 ed, St. Louis, 2014, Mosby.

Nugent P, Green J, Hellmer Saul MA, Pelikan P: Mosby's comprehensive review of nursing for the NCLEX-RN examination, 20 ed, St. Louis, 2012, Mosby.

Patton K, Thibodeau G: Structure and function of the human body, 15 ed, St. Louis, 2016, Mosby.

Potter PA, Perry AG, Stockert PA, Hall A: Fundamentals of nursing, 9 ed, St. Louis, 2017, Mosby.

Weilitz P, Potter PA: Pocket guide for health assessment, 6 ed, St. Louis, 2007, Mosby.

236 CAPÍTULO 12 *Sistema Endócrino*

GLÂNDULAS ENDÓCRINAS E ESTRUTURAS ASSOCIADAS

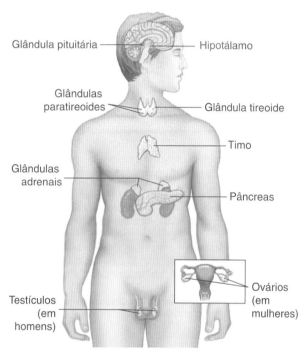

FIGURA 12-1 Glândulas endócrinas. (©Elsevier Collections.)

DIABETES

	Tipos de Diabetes	
	Tipo 1	**Tipo 2**
Nomes anteriores	Diabetes juvenil, diabetes melito insulino-dependente (DMID)	Diabetes do adulto, diabetes melito não insulino-dependente (DMNID)
Informação clínica	10% a 15% dos casos de diabetes	85% a 90% dos casos de diabetes
	Início abrupto	Início gradual
	Destruição autoimune das ilhotas de Langerhans	Resistência ou deficiência de insulina
	Geralmente, inicia-se antes dos 40 anos de idade, mas pode ocorrer a qualquer idade	Geralmente, tem início após os 40 anos de idade, mas pode ocorrer mais cedo
Manifestações clínicas	Perda de peso, fome aumentada	Fadiga, vertigem, fome aumentada
	Sede excessiva, frequência urinária aumentada	Visão turva, sede aumentada, frequência urinária aumentada
	Possível cetoacidose	Sem cetoacidose
	Suscetível a cetose	Sem cetose
	Sem insulina endógena	Tem insulina endógena
Manejo	Alimentação muito importante	Alimentação muito importante
	Insulina obrigatória	Insulina necessária em 25% dos casos
	Hipoglicemiante oral não utilizado	Hipoglicemiante oral utilizado em 40% dos casos

238 **CAPÍTULO 12** *Sistema Endócrino*

Reações da Glicemia	
Reação à Insulina	**Cetoacidose Diabética**
Hipoglicemia (nível de glicose < 60 mg/dl)	Hiperglicemia (nível de glicose > 250 mg/dl)
Causas	
Insulina excessiva	Pouca insulina
Refeições não feitas ou atrasadas	Excesso de alimentação
Exercício excessivo	Estresse emocional, doença, infecção, cirurgia, infarto do miocárdio, acidente vascular encefálico, gravidez
Manifestações clínicas	
Sintomas Precoces	
Sudorese	Sede excessiva
Tremores, fraqueza	Micção excessiva
Dor de cabeça, tontura	Fadiga
Fome	Fraqueza
Pele fria, pegajosa	Pele quente e seca
Sintomas Tardios	
Entorpecimento dos lábios ou da língua	Dor abdominal, náusea, vômito
Dificuldade de concentração	Dores generalizadas
Mudança de humor ou irritabilidade	Perda de apetite
Mudanças de visão, palidez	Pele seca, avermelhada
	Hálito frutado, tontura
Se não tratada	
Convulsões, coma	Dificuldade respiratória, coma

Tratamento para Reações à Glicemia

Reação à Insulina

Hipoglicemia (nível de glicose < 60 mg/dl)

Intervenções

1. Dê ao paciente um dos abaixo:
   - 15g: ½ colher de sopa ou 4 cubos de glicose
   - 1 xícara de leite ou 120ml de suco
   - 1mg de glucagon IM
2. Repetir qualquer um dos acima em 15 minutos se necessário.
3. Documentar a reação.
4. Informar ao médico.

Cetoacidose Diabética

Hiperglicemia (nível de glicose > 250 mg/dl)

1. Avisar ao médico.

2. Monitorar a glicemia.

3. Testar cetonas na urina.
4. Fornecer hidratação IV de acordo com a prescrição médica.
5. Fornecer reposição de potássio.
6. Fornecer insulina de acordo com a prescrição médica.
7. Documentar as ações.

INSULINA

Recomendações para Mistura de Insulinas[*]

- A mistura de insulinas requer cuidado e habilidade para evitar dosagem imprecisa e possível contaminação. Certifique-se sempre da dupla checagem com outro(a) enfermeiro(a) durante a mistura das insulinas.

---

[*] Modificado de American Diabetes Association: Clinical practice recommendations for insulin administration, *Diabetes Care* 20(suppl 1):46S, 2011.

240 CAPÍTULO 12 *Sistema Endócrino*

- Ao misturar insulinas, se uma for turva, a insulina clara é preparada primeiro e a turva em seguida.
- Se for administrar qualquer insulina turva, como NPH, role o frasco entre as mãos para misturar. NÃO AGITE. A agitação provocará bolhas de ar que deslocarão a insulina e causarão dosagem incorreta.
- *Lembre-se*: Ao misturar insulinas, se uma delas for turva, ela é preparada em segundo, mas o ar é inserido primeiro.
- Em caso de dúvida, comece de novo. Nunca permita que as insulinas se misturem nos frascos. Se isso acontecer, descarte-o e obtenha frascos novos.
- Nunca administre medicamentos que você não tenha preparado.
- Quando misturar insulinas de ação curta e intermédia na mesma seringa, primeiro prepare a insulina de ação curta (insulina regular, que é clara) e depois a insulina de ação intermédia (que é turva).
- Os pacientes cujos níveis glicemia estejam bem controlados por dose mista de insulina devem manter sua rotina individual.
- A insulina não deve ser misturada com outros medicamentos.
- A insulina não deve ser diluída a menos que isso seja aprovado pelo médico prescritor.
- As insulinas de ação rápida que são misturadas com insulina NPH ou Insulina Ultralenta devem ser injetadas 15 minutos antes de uma refeição para promover absorção consistente de insulina.
- As insulinas de curta duração e Insulina Lenta não devem ser misturadas, a menos que o nível de glicemia do paciente esteja atualmente sob controle com esta mistura.

CAPÍTULO 12 *Sistema Endócrino* 241

Dicas para Prevenção de Reações

Reação à Insulina

Alimente-se no mesmo horário todos os dias.

Se as refeições estiverem atrasadas:

- Por 1 hora: Beba 120 ml de suco de fruta
- Por mais de 2 horas: Consuma 115 g de proteína

Administre a insulina correta conforme o planejado.

Utilize identificação para diabéticos.

Verifique a glicemia conforme necessário.

Carregue açúcar de ação rápida todo o tempo.

Cetoacidose Diabética

Siga o planejamento de alimentação prescrito.

Conheça fatores que podem aumentar a glicemia.

Evite estresse e excesso de trabalho.

Administre a insulina correta conforme o planejado.

Utilize identificação para diabéticos.

Nos dias em que estiver doente:

- Não pare a insulina.
- Verifique cetonas na urina a cada 12 horas.
- Monitore a glicemia a cada 2 a 4 horas.
- Mantenha boa ingestão de líquidos.
- Avise o médico se a glicemia estiver > 240 mg/dl.

Informações Gerais para o Paciente e Família

- Com aumento da atividade, nunca deixe de administrar insulina.
- Antes das férias, verifique com seu médico se a dose de insulina precisa ser ajustada.
- Conheça os picos de insulina e como o corpo reage aos altos e baixos desta.
- Informe a família e amigos sobre possíveis reações e como tratá-las.

Tipos de Insulina					
Tipo	Nome	Cor	Início	Pico	Duração (horas)
Ação rápida	Humalog (Lispro®)	Clara	15–30 min	30–90 min	3–5
	Novolog (Aspart®)	Clara	10–20 min	40–50 min	3–5
	Apidra (Glulisina®)	Clara	20–30 min	30–90 min	1–2½
Ação curta	Humulin-R® regular ou novolin®)	Clara	30 min a 1 hora	2–5 horas	5–8
Ação intermediária	Humulin-N® (NPH)	Turva	1–2 horas	4–12 horas	18–24
Ação longa	Levemir® (insulina detemir)	Turva	1–2 horas	6–8 horas	Até 24
	Lantus® (insulina glargina)	Clara	Dentro de alguns minutos	Absorvida no sangue vagarosamente, então não há hora de máximo efeito	20–24
Pré-misturada	Humulin 70/30®		30 min	2–4 horas	14–24
	Novolin 70/30		30 min	2–12 horas	Até 24
	Novolog 70/30®		10–20 min	1–4 horas	Até 24
	Humulin 50/50®		30 min	2–5 horas	18–24
	Humalog mix 75/25®		15 min	30 min a 2½ horas	16–20

CAPÍTULO 12 *Sistema Endócrino* **243**

Canetas de Insulina

A maioria das canetas de insulina se enquadram em um de dois grupos: canetas reutilizáveis e canetas descartáveis.

- **Uma caneta de insulina reutilizável** deve ser carregada com um cartucho. Quando o cartucho está vazio, é jogado fora e um novo cartucho é carregado. Uma caneta reutilizável geralmente pode ser usada por vários anos.
- **As canetas de insulina descartáveis** vêm preenchidas com insulina e são descartadas quando vazias. Elas são geralmente mais convenientes que canetas reutilizáveis, mas geralmente custam mais que canetas e cartuchos reutilizáveis.

Vantagens

- As canetas de insulina são portáteis, discretas e convenientes para injeções fora de casa.
- Elas economizam tempo, porque não há necessidade de extrair insulina de um frasco.
- Elas permitem que você defina uma dose precisa por meio do giro de um seletor de dosagem, o que pode torná-lo mais fácil para as pessoas que têm problemas de visão ou destreza.

Desvantagens

- A insulina em canetas e cartuchos geralmente é mais cara que a insulina em frascos.
- Uma a duas unidades de insulina são frequentemente perdidas quando a caneta é preparada antes de cada injeção.
- Nem todos os tipos de insulina estão disponíveis para uso em cartuchos de caneta de insulina.
- As canetas de insulina não permitem misturar tipos de insulina.
- As canetas de insulina só devem ser utilizadas para autoaplicação. Não há nenhuma maneira de proteger completamente a pessoa que administra a injeção de se picar acidentalmente com a agulha.

244 CAPÍTULO 12 *Sistema Endócrino*

Fatores a Considerar ao Escolher uma Caneta

- Plano de saúde: O plano de saúde do paciente pagará pelo tipo de caneta necessário?
- O número de unidades de insulina que a caneta possui quando cheia
- A maior dose que pode ser injetada com a caneta
- O tamanho dos números no marcador de dose da caneta e se eles são ampliados
- A quantidade de força e destreza necessárias para operar a caneta
- Como corrigir um erro se marcar a dose errada na caneta

Classes de Medicamentos Hipoglicemiantes Orais		
Classe do Medicamento	**Pico**	**Duração**
Primeira Geração de Sulfonilureias		
Acetohexamida	Desconhecido	12–24 horas
Clorpropamida	6 horas	24–60 horas
Tolbutamida	3–5 horas	24–60 horas
Tolazamida	4–6 horas	12–24 horas
Segunda Geração		
Glipizida	1–3 horas	10–24 horas
Glipizida XL	Desconhecido	24 horas
Gliburida	4 horas	18–24 horas
Glimepirida	2–3 horas	24 horas
Biguanidas		
Metformina	1-3 horas	9–17 horas
Metformina de liberação prolongada	Desconhecido	Desconhecida

Continua

CAPÍTULO 12 *Sistema Endócrino* 245

Classes de Medicamentos Hipoglicemiantes Orais – Continuação

Classe do Medicamento	Pico	Duração
Inibidores de Alfa-Glucosidase		
Acarbose	1 hora	2–4 horas
Miglitol	2–3 horas	24 horas
Tiazolidinedionas		
Pioglitazona e Rosiglitazona	2 horas	Desconhecida
Meglitinidas		
Nateglinida e Repaglinida	0–1 hora 60–90 minutos	1–4 horas < 4 horas

Outras Classes de Medicamentos Hipoglicemiantes Orais

Inibidores da DPP-4: o Glucagon aumenta os níveis de glicose no sangue; os Inibidores da DPP-4 reduzem os níveis de glucagon e glicose no sangue. **Medicamentos:** Sitagliptina, saxagliptina, linagliptina.

Inibidores de SGLT-2: Reduz a reabsorção renal de glicose e aumenta excreção urinária de glicose. **Medicamentos:** Canagliflozina e dapagliflozina.

Combinação de Medicamentos Hipoglicemiantes Orais

Pioglitazona e metformina; Gliburida e metformina; Glipizida e metformina; Sitagliptina e metformina; Saxagliptina e metformina; Repaglinida e metformina; Pioglitazona e Glimepirida

GLÂNDULAS ADRENAIS

Síndrome de Cushing	Doença de Addison
Hiperfuncional	Hipofuncional

Manifestações Clínicas

Produção excessiva de cortisol da hipófise	Produção inadequada de cortisol
Aumento do hormônio adrenocorticotrópico (ACTH)	ACTH insuficiente da hipófise
Aumento do catabolismo proteico	Músculos flácidos ou paralisia
Perda muscular e pele frágil	Fraqueza muscular e anorexia
Osteoporose e fraturas de compressão	Náuseas ou vômitos e diarreia
Fácil formação de hematomas ou má cicatrização	Dor abdominal
Obesidade, face lunar, corcunda de búfalo	Perda de peso
Hiperglicemia e piora do diabetes	Hipoglicemia frequente
Diminuição da imunidade	Diminuição do débito cardíaco
Retenção de sódio e água	Hiponatremia e hipo-osmolalidade
Edema ou hipertensão	
	Hipotensão e arritmias
Hipocalemia ou hipocloremia	Hipercalemia
Hipercalemia por cálculo renal	Hipercalcemia
Irritabilidade	Letargia
Ansiedade	Depressão

CAPÍTULO 12 *Sistema Endócrino* **247**

GLÂNDULA PITUITÁRIA*

Hiperpituitarismo

Informações clínicas Esta disfunção geralmente é causada por tumores, que levam a um aumento nos níveis hormonais. Os hormônios mais comuns envolvidos são os seguintes:

- **GH** Hormônio do crescimento, que causa gigantismo
- **ACTH** Hormônio adrenocorticotrópico (corticotropina), que causa a doença de Cushing
- **TSH** Hormônio estimulante da tireoide, que causa hipertireoidismo
- **LH** Hormônio luteinizante
- **FSH** Hormônio folículo-estimulante

Hipopituitarismo

Informações clínicas Esta doença geralmente é causada por tumores, necrose, ou disfunção glandular, levando a uma diminuição nos níveis hormonais. Os problemas mais comuns associados ao hipopituitarismo são:

Nanismo Causado por uma diminuição de GH

Hipofisectomia Remoção ou destruição da glândula pituitária

Necrose pós-parto Causada por hipotensão após o parto

Transtornos funcionais Causados por fome ou anemia

---

* Problemas específicos, sinais e sintomas dependerão do hormônio envolvido.

248 CAPÍTULO 12 *Sistema Endócrino*

GLÂNDULA TIREOIDE

Hipertiroidismo	Hipotireoidismo
Manifestações clínicas	
Aumento do metabolismo corporal	Diminuição do metabolismo corporal
Nervosismo ou inquietação	Letargia e dores de cabeça
Pouco tempo de atenção	Déficit de memória
Taquicardia (> 100 batimentos/minuto, limitando sons cardíacos)	Bradicardia (< 60 batimentos/minuto, sons cardíacos fracos)
Aumento da pressão arterial	Diminuição da pressão arterial
Capacidade vital reduzida	Frequência respiratória reduzida
Pele aquecida, úmida e lisa	Pele fria, seca e áspera
Cabelo fino, unhas macias	Cabelo grosso, unhas quebradiças
Fraqueza e fadiga	Fraqueza e fadiga
Desmineralização dos ossos	Rigidez articular
Hipercalcemia	Proteinúria leve
Reflexos acentuados	Diminuição dos reflexos
Aumento do apetite ou perda de peso	Diminuição do apetite ou ganho de peso
Perda de massa muscular	Rigidez muscular
Diabetes piora	Pacientes diabéticos precisam de menos insulina
Aumento das fezes	Constipação
Aumento da libido	Diminuição da libido
Diminuição da fertilidade	Diminuição da fertilidade
Maior temperatura corporal	Menor temperatura corporal

CAPÍTULO 13

Sistema Digestivo

Sistema Digestivo e Estruturas Associadas (p. 250)
Tipos de Desnutrição (p. 256)
Padrão de Eliminação Intestinal Alterado (p. 258)
Alimentos e Seus Efeitos Sobre a Produção Fecal (p. 262)
Tipos de Catárticos (p. 262)
Medicamentos Antidiarreicos (p. 263)
Tipos de Enemas (p. 263)
Tipos Comuns de Ostomias (p. 263)

Para um estudo aprofundado sobre o sistema digestivo, consulte as seguintes publicações:

Ball JW, et al.: *Seidel's guide to physical examination*, 8 ed, St. Louis, 2015, Mosby.

Lewis SM, et al.: *Medical-surgical nursing*, 9 ed, St. Louis, 2014, Mosby.

Nugent P, Green J, Hellmer Saul MA, Pelikan P: *Mosby's comprehensive review of nursing for the NCLEX-RN examination*, 20 ed, St. Louis, 2012, Mosby.

Patton K, Thibodeau G: *Structure and function of the human body*, 15 ed, St. Louis, 2016, Mosby.

Potter PA, Perry AG, Stockert PA, Hall A: *Fundamentals of nursing*, 9 ed, St. Louis, 2017, Mosby.

SISTEMA DIGESTIVO E ESTRUTURAS ASSOCIADAS

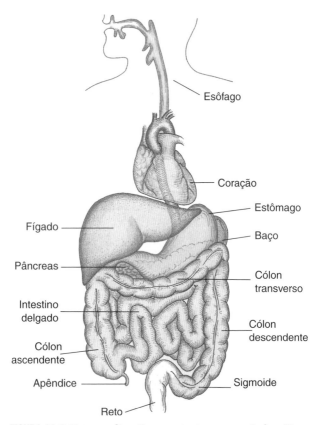

FIGURA 13-1 Sistema digestivo e estruturas associadas (De Potter PA, Perry AG, Stockert PA, Hall A: *Fundamentals of nursing*, 9 ed, St. Louis, 2017, Mosby.)

Tipos de Dietas

Tipo	Descrição	Queixa do Paciente
Geral	Tem todo o essencial; sem restrições	Não é necessária dieta especial
Líquida clara	Caldos, chá, refrigerantes claros, sucos coados, gelatina	Recuperação da cirurgia ou muito doente
Líquida completa	Líquidos claros mais produtos lácteos, ovos	Transição da dieta clara para a geral
Pastosa	Consistência pastosa e tempero suave	Dificuldade para engolir
Pastosa liquidificada	Dieta geral, porém picada ou moída	Dificuldade para mastigar
Branda	Sem alimento picante	Úlceras ou colite
Pobre em resíduos	Nenhum alimento volumoso, maçãs ou nozes	Doença retal
Hipercalórica	Muitas proteínas, vitaminas e gorduras	Desnutrição
Hipocalórica	Com pouca gordura, sem leite integral, creme, ovos, ou carboidratos complexos	Obesidade
Para diabéticos	Equilíbrio de proteínas, carboidratos e gorduras	Desequilíbrio entre insulina e alimentos

Tipos de Dietas – cont.

Tipo	Descrição	Queixa do Paciente
Hiperproteica	Carne, peixe, leite, queijo, aves, ovos	Reparação de tecidos, baixo peso
Hipogordurosa	Pouca manteiga, creme, leite integral ou ovos	Vesícula biliar, fígado ou doença cardíaca
Pobre em colesterol	Pouca carne ou queijo	Necessidade de diminuir a ingestão de gordura
Hipossódica	Sem adição de sal durante o preparo	Doença cardíaca ou renal
Livre de sódio	Sem sal	Doença cardíaca ou renal
Alimentação por sonda	Fórmulas ou alimentos líquidos	Cirurgia oral, cânceres orais ou esofágicos, incapacidade de comer ou engolir

Tipos de Nutrientes

Tipo	Função	Alimentos-fonte
Carboidrato	Energia, temperatura corporal	*Simples:* açúcares, frutos, nozes *Complexos:* grãos, batatas, leite
Proteína	Crescimento tecidual, reparação tecidual	Carne, peixe, ovos, leite, aves, feijões, ervilhas, nozes
Gordura	Energia e reparação, carreia vitaminas A e D	Gordura animal, carne, nozes, leite, peixe, aves
Água	Carreia nutrientes, regula processos corporais, lubrifica as articulações	Líquidos, principalmente frutos e vegetais

254 CAPÍTULO 13 *Sistema Digestivo*

Minerais		
Tipo	**Função**	**Alimentos-fonte**
Cálcio	Renova ossos e dentes, regula o coração e os nervos	Leite, vegetais verdes, queijo, salmão, legumes
Fósforo	Renova ossos e dentes, mantém a função nervosa	Queijo, aveia, carne, leite, peixe, aves, nozes
Ferro	Renova a hemoglobina	Carne, ovos, fígado, farinha, legumes verdes ou amarelos
Iodo	Regula a tireoide	Sal, frutos do mar
Magnésio	Componente enzimático	Grãos, vegetais verdes
Sódio	Mantém equilíbrio hídrico, função nervosa	Sal, carne seca
Potássio	Mantém a função nervosa	Carne, leite, vegetais
Cloro	Formação de suco gástrico	Sal
Zinco	Componente enzimático	Carne, frutos do mar

Vitaminas		
Tipo	**Função**	**Alimentos-fonte**
A (retinol)	Auxilia os olhos, pele, cabelo, combate infecção	Frutos e vegetais amarelos, fígado, rim, peixes
B1 (tiamina)	Mantém os nervos, auxilia na função dos carboidratos	Pão, cereais, feijão, ervilha, carne de porco, fígado, ovos, leite
B2 (riboflavina)	Mantém as funções da pele, boca, nervos	Leite, queijo, ovos, cereal, vegetais verde-escuros
B3 (niacina)	Oxidação de proteínas e carboidratos	Carne, peixe, aves, ovos, nozes, pão, cereais
B12	Auxilia os músculos, nervos, coração, metabolismo	Carne de órgãos, leite
C (ácido ascórbico)	Mantém a integridade celular, repara os tecidos	Frutas cítricas, tomates, vegetais verdes, batata
D	Permite ao corpo usar cálcio e fósforo	Leite, margarina, peixe, fígado, ovos
F	Antioxidante	Amendoins, óleos vegetais
K	Auxilia a coagulação sanguínea	Vegetais verdes folhosos

256 CAPÍTULO 13 *Sistema Digestivo*

Aumento Calórico Necessário para Lesões Selecionadas	
Lesão	% Aumento Calórico
Pequena cirurgia	10
Infecção leve	20
Infecção moderada	40
Infecção grave	60
Insuficiência cardíaca congestiva	30
Terapia para tratamento do câncer	30
Doença pulmonar	30
Cicatrização de ferida	20–60
Fratura de osso longo	30–50

TIPOS DE DESNUTRIÇÃO
Marasmo
Causada por diminuição da ingestão calórica
- Leva meses ou anos para se desenvolver
- As pessoas parecem magras e desnutridas
- Perda de peso presente
- Níveis séricos de albumina e transferrina normais
- Taxa de mortalidade baixa, a menos que ocorra por doença subjacente

Kwashiorkor
Causado por diminuição da ingestão de proteínas ou estresse
- Pode ser causada por trauma ou infecção
- Leva apenas algumas semanas para se desenvolver

CAPÍTULO 13 *Sistema Digestivo* **257**

- Os indivíduos parecem normais e bem nutridos. A perda de peso pode ser mínima ou mascarada por edema
- Os níveis séricos de albumina e transferrina estão diminuídos
- Taxa de mortalidade elevada devido à diminuição da cicatrização de feridas
- Alto risco de infecção

Comparando Úlceras Pépticas	
Úlceras Gástricas	**Úlceras Duodenais**
Localizado no antro do estômago	Localizado nos primeiros 1 a 2 cm do duodeno
Geralmente, ocorre em pessoas de 45 a 70 anos	Geralmente, ocorre em pessoas de 40 a 60 anos
Úlcera mais comum em pessoas com mais de 65 anos	Úlcera mais comum em pessoas com menos de 65 anos
Mais comum em mulheres	Mais comum em homens
Maior taxa de mortalidade do que a das úlceras duodenais	Menor taxa de mortalidade que a das úlceras gástricas
Menos comum que as úlceras duodenais	Quatro vezes mais prevalente que úlceras gástricas
Os fatores de risco são estresse, drogas, álcool, tabagismo e gastrite	Os fatores de risco são doença pulmonar obstrutiva crônica, álcool, cirrose, pancreatite, tabagismo, insuficiência renal, estresse

Continua

Comparando Úlceras Pépticas – continuação	
Úlceras Gástricas	**Úlceras Duodenais**
A dor ocorre 1 a 2 horas após a alimentação	A dor ocorre depois de comer e à noite
Dor sentida no epigástrio alto	Dor no epigástrio médio
A dor pode ser descrita como azia e queimação	A dor é descrita na parte de trás
Dor aliviada por alimentos ou líquidos	Dor aliviada por leite ou antiácidos
Pode causar perda de peso	Pode causar ganho de peso
Alta taxa de recidiva	Recorre sazonalmente (primavera e outono)
Risco de malignidade	Raramente maligno
Alto risco de hemorragia	Alto risco de perfuração

PADRÃO DE ELIMINAÇÃO INTESTINAL ALTERADO

Constipação

Presença de grande quantidade de fezes secas, duras e difíceis de expulsar; frequência de movimentos intestinais não é um fator.

Causas Reabsorção de muita água no intestino inferior como resultado de medicamentos, como narcóticos, ignorar o desejo de defecar, imobilidade, abuso crônico de laxantes, baixa ingestão de líquidos, baixa ingestão de fibras, envelhecimento, condições pós-operatórias ou gravidez.

Tratamento Aumentar ingestão de líquidos, cereais com fibras, frutos e vegetais, exercício e evitar queijo.

Impactação
Fezes duras e secas embutidas nas dobras retais; pode haver fezes líquidas passando em torno da impactação.

Causas Maus hábitos intestinais, imobilidade, alimentos ou líquidos inadequados ou bário no reto.

Tratamento Remover digitalmente a impactação, aumentar ingesta de fluidos e fibra, aumentar o exercício e instituir um programa de reeducação intestinal.

Diarreia
Expulsão de matéria fecal que contém demasiada quantidade de água.

Causas Infecção, ansiedade, estresse, medicamentos, muitos laxantes ao mesmo tempo, alergias, reações alimentares ou a medicamentos.

Tratamento Adicionar massa ou fibra à dieta, manter líquidos e eletrólitos, comer quantidades menores de alimentos de uma vez, adicionar queijo ou bananas à dieta e descansar depois de comer.

Incontinência
Incapacidade de reter as fezes no reto devido a comprometimento do controle do esfíncter.

Causas Cirurgia, câncer, radioterapia do reto, paralisia ou envelhecimento.

Tratamento Treinamento do intestino, refeições regulares, padrões de eliminação regulares.

260 CAPÍTULO 13 *Sistema Digestivo*

Distensão Abdominal

Timpanismo ou aumento do abdome com gás ou ar como resultado de excessiva deglutição de ar, alimentar-se com alimentos produtores de gases ou incapacidade de expelir gás.

Causas Constipação, impactação fecal ou condições pós-operatórias.

Tratamento Uma sonda retal pode ser usada para expulsar o ar; aumentar a deambulação e mudar de posição na cama.

Obstrução

Ocorre quando o lúmen do intestino se estreita ou se fecha completamente.

Causas Compressão externa pode ser causada por um tumor; o estreitamento interno pode ser causado por fezes impactadas.

Tratamento Remover impactação ou tumor.

Íleo Paralítico

Ocorre quando o intestino tem motilidade diminuída.

Causas Cirurgia, uso prolongado de narcóticos ou obstrução completa.

Tratamento Intervenção médica para obstruções físicas. A ação específica depende da causa do íleo paralítico.

Características Fecais			
Característica	**Normal**	**Anormal**	**Coletar dados sobre**
Cor	Marrom	Cor de argila ou branca	Obstrução biliar
		Cor de alcatrão ou preta	Sangramento GI alto, ferro
		Vermelha	Sangramento GI baixo, beterraba
		Descolorada	Má-absorção de gordura
		Verde	Infecção
Consistência	Úmida Formada	Dura	Constipação, desidratação
		Solta	Dieta, diarreia, medicamentos
		Semilíquidas	Infecção
		Líquida	Impactação
Odor	Característico	Pungente	Infecção, sangue
Frequência	1–2 vezes por dia	5 vezes ao dia	Infecção, dieta
	Uma vez a cada 3 dias	Uma vez a cada 6 dias	Constipação, atividade, medicamentos
Formato	Cilíndrico	Estreitas, em formato de fita	Obstrução

GI, Gastrointestinal

262 CAPÍTULO 13 *Sistema Digestivo*

ALIMENTOS E SEUS EFEITOS SOBRE A PRODUÇÃO FECAL

Para espessar as fezes, uma pessoa deve comer:
- Bananas, arroz, pão, batatas
- Manteiga de amendoim cremosa, compota de maçã
- Queijo, iogurte, massas, pretzels
- Tapioca, marshmallows

Para soltar as fezes, uma pessoa deve comer:
- Chocolate, frutos e vegetais crus
- Alimentos apimentados, gordurosos ou fritos
- Ameixas, uvas, vegetais de folhas verdes

Para diminuir os gases, uma pessoa deve evitar:
- Feijão, cerveja, refrigerantes
- Pepinos, repolho, cebola, espinafre
- Couve de Bruxelas, brócolis, couve-flor
- A maioria dos produtos lácteos, milho, rabanetes

TIPOS DE CATÁRTICOS

Formadores de massa Aumentam os líquidos e massa nos intestinos, o que estimula o peristaltismo. É necessário um aumento de líquidos.

Exemplo: Metamucil

Emoliente Suaviza e retarda a secagem das fezes.

Exemplo: Vaselina líquida

Irritante Estimula o peristaltismo por irritação da mucosa intestinal e diminuição da absorção de água.

Exemplo: Óleo de rícino

Umidificante (amaciador de fezes) Aumenta a água no intestino.

Exemplo: Colace®

Salina Quando o sal está no intestino, a água permanecerá no intestino também. (Evitar o uso em pacientes com função renal prejudicada).

Exemplo: Leite de magnésia, sais de Epsom

Supositório Estimula o intestino e suaviza as fezes.

CAPÍTULO 13 *Sistema Digestivo* **263**

MEDICAMENTOS ANTIDIARREICOS
Absorvente Absorve gases
Adstringente Encolhe tecidos inflamados
Demulcente Recobre e protege o intestino

TIPOS DE ENEMAS
Carminativo Usado para expelir flatos
Limpeza Estimula o peristaltismo; irrita o intestino pela distensão. (Use 1 L de líquido, faça o paciente segurá-lo o máximo possível)
Irrigação do cólon Usado para expelir os flatos
Hipertônico Os fosfatos irritam o intestino e drenam o líquido para o intestino por meio de de osmose (90–120 ml, mantenha por 10–15 min)
Hipotônico Água (1 L, mantenha por 15 min); Evitar com pacientes cardíacos
Com medicamento Contém um agente terapêutico (por exemplo, Kayexalate® para tratar níveis elevados de potássio)
De retenção Óleo administrado para suavizar as fezes (mantenha durante 1 hora)
Salina Drena líquido para o intestino (9 ml de sódio para 1 L de água, mantenha durante 15 min)
Espuma de sabão Irrita e distende o intestino (5 ml de sabão para 1 L de água, mantenha por 15 min); Use apenas sabão de Castela®

TIPOS COMUNS DE OSTOMIAS
Ileostomia
Efluente Débito contínuo fezes líquidas e macias. O débito é de certa maneira fétido e contém enzimas intestinais que são irritantes para a pele peristomal.
Opção de barreira cutânea Altamente desejável para a proteção peristomal da pele.
Opção de bolsa coletora Bolsa coletora necessária em todos os momentos.
Tipo de coletor Drenável ou fechado para necessidades específicas.

Necessidade de irrigação Não há.

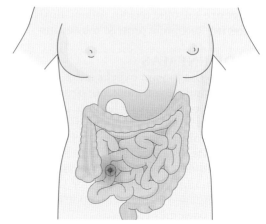

(De Perry AG, Potter PA, Ostendorf WR: *Nursing interventions & clinical skills*, 6 ed, St. Louis, 2016, Mosby.)

Colostomia Transversa

Efluente Normalmente, semilíquido ou muito macio. Ocasionalmente, a secreção da colostomia transversa é firme. O débito é geralmente fétido e pode irritar a pele peristomal. As colostomias em barreira têm duas aberturas. As colostomias em alça têm uma abertura, porém duas terminações: a ativa (proximal), que drena a matéria fecal; e a inativa (distal), que drena o muco.

Opção de barreira cutânea Altamente desejável para a proteção peristomal da pele.

Opção de bolsa coletora Bolsa coletora necessária em todos os momentos.

Tipo de bolsa Extremidade drenável ou fechada para necessidades específicas.

Necessidade de irrigação Não há.

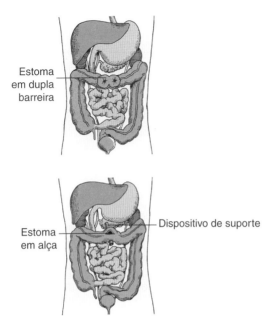

(De Potter PA, Perry AG, Stockert PA, Hall A: *Fundamentals of nursing*, 9 ed, St. Louis, 2017, Mosby.)

Colostomia Descendente ou Colostomia Sigmoide

Efluente Semissólido da colostomia descendente. Firme da colostomia sigmoide. O débito tem odor e é irritante se deixado em contato com a pele ao periestoma. A frequência de débito é imprevisível e varia de acordo com cada pessoa.

Opção de barreira cutânea Pode ser utilizada para proteção da pele periestomal se a bolsa estiver desgastada.

Opção de bolsa coletora A bolsa deve ser usada se a pessoa não irrigar.

Tipo de bolsa Extremidade drenável, fechada ou sistema oclusor.

Necessidade de irrigação Sim, conforme orientado pelo médico ou enfermeiro estomaterapeuta.

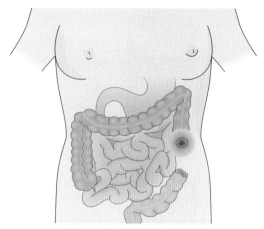

(De Perry AG, Potter PA, Ostendorf WR: *Nursing interventions & clinical skills*, 6 ed, St. Louis, 2016, Mosby.)

Desvio Urinário (Conduto Ileal, Ileal ou Conduto Colônico)

Efluente Apenas urina. O débito é constante. Muco é expelido com a urina. Odor suave, a menos que haja uma infecção do trato urinário. A urina é irritante quando em contato com a pele. Um segmento do íleo ou do cólon é usado para construir o estoma.

Opção de barreira cutânea Altamente desejável para proteção da pele peristomal.

Opção de bolsa coletora Bolsa necessária em todos os momentos.

Tipo de bolsa Bolsa drenável com sistema de esvaziamento.

Necessidade de irrigação Não há.

CAPÍTULO 13 *Sistema Digestivo* **267**

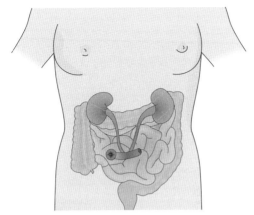

(De Perry AG, Potter PA, Ostendorf WR: *Nursing interventions & clinical skills*, 6 ed, St. Louis, 2016, Mosby.)

Ileostomia Continente

Efluente Secreções intestinais fluidas são coletadas em um reservatório construído cirurgicamente a partir da parte inferior do intestino delgado. Os gases e as fezes são esvaziados por uma válvula de bocal criada cirurgicamente, através da qual um cateter é inserido no reservatório. Para máxima eficiência e conforto, o reservatório é normalmente esvaziado quatro ou cinco vezes por dia. A rotina diária para cateterização deve ser recomendada pelo enfermeiro ou médico estomaterapeuta.

Opção de barreira cutânea Não há; Um absorvente fornece proteção da pele periestomal.

Opção de bolsa coletora Nenhuma, mas o cateter deve estar sempre disponível.

Tipo de bolsa Nenhum; uma bolsa drenável pode ser aplicada se houver vazamento de fezes entre as cateterizações.

Necessidade de irrigação Ocasionalmente, para liquefazer matéria fecal espessa, a bolsa pode ser irrigada com 120 a 180 ml de soro fisiológico 0,9% ou água. Cuidados específicos devem ser esclarecidos pelo enfermeiro ou médico estomaterapeuta.

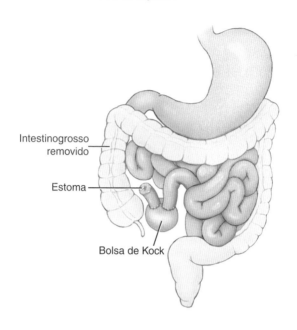

Urostomia Continente

Efluente A urina é mantida em uma bolsa ileal construída cirurgicamente até ser esvaziada por meio de um cateter inserido no estoma. Usa duas válvulas de bocal: uma, para evitar que o refluxo da urina volte para os rins; e a outra, para manter a urina na bolsa até ser eliminada. A bolsa é drenada aproximadamente quatro vezes ao dia. A programação diária para o cateterismo da bolsa deve ser recomendada pelo enfermeiro médico estomaterapeuta.

Opção de barreira cutânea Nenhuma; um absorvente fornece proteção da pele periestomal.

Opção de bolsa coletora Nenhuma, mas um cateter deve estar sempre disponível.

Tipo de bolsa Nenhuma; uma bolsa de urostomia pode ser aplicada se houver vazamento de urina entre as cateterizações.

Necessidade de irrigação Irrigar diariamente com 120 a 180 ml de soro fisiológico 0,9% e repetir várias vezes conforme necessário até que os retornos sejam claros. Cuidados específicos devem ser esclarecidos pelo enfermeiro ou médico estomaterapeuta.

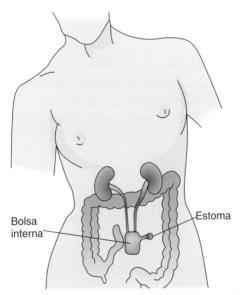

(De Perry AG, Potter PA, Ostendorf WR: *Clinical nursing skills & techniques*, 8 ed, St. Louis, 2014, Mosby.)

CAPÍTULO 14

Sistema Urinário

Órgãos do sistema urinário (p. 272)
Medicamentos que Podem Alterar a Cor da Urina (p. 276)
Razões para Cateterização Urinária (p. 276)
Prevenção de Infecções por Cateteres Urinários (p. 277)
Testes de Urina Programados (p. 278)

Para um estudo aprofundado sobre o sistema urinário, consulte as seguintes publicações:

Ball JW, et al.: *Seidel's guide to physical examination*, 8ed, St. Louis, 2015, Mosby.

Lewis SM, et al.: *Medical-surgical nursing*, 9 ed, St. Louis, 2014, Mosby.

Nugent P, Green J, Hellmer Saul MA, Pelikan P: *Mosby's comprehensive review of nursing for the NCLEX-RN examination*, 20 ed, St. Louis, 2012, Mosby.

Patton K, Thibodeau G: *Structure and function of the human body*, 15 ed, St. Louis, 2016, Mosby.

Potter PA, Perry AG, Stockert PA, Hall A: *Fundamentals of nursing*, 9 ed, St. Louis, 2017, Mosby.

272 **CAPÍTULO 14** *Sistema Urinário*

ÓRGÃOS DO SISTEMA URINÁRIO

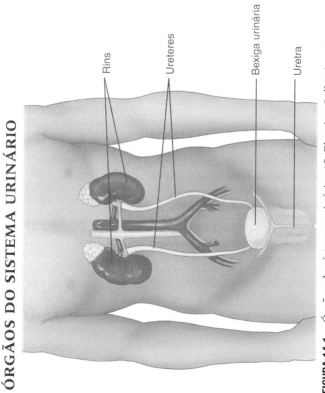

FIGURA 14-1 – Órgãos do sistema urinário. (© Elsevier Collections.)

Padrões Urinários Alterados

Padrão	Descrição	Coletar dados sobre
Anúria	Ausência de micção	Insuficiência renal, desidratação, obstrução
Disúria	Micção dolorosa	Infecção, lesão, frequência, sangue
Frequência	Urinar pequenas quantidades	Infecção, lesão, gravidez, estresse, ingestão
Incontinência	Dificuldade no controle	Infecção, lesão, bexiga distendida
Noctúria	Micção noturna	Infecção, lesão, gravidez, estresse, ingestão
Oligúria	Pouca micção	Infecção, lesão, ureia nitrogenada sanguínea elevada, desidratação, doença renal
Poliúria	Micção aumentada	Infecção, lesão, álcool, diabetes, cafeína, diuréticos, sede aumentada, desidratação
Retenção	Retenção da urina Ausência de micção	Infecção, lesão, dor, bexiga distendida, medicação, inquietação, complicações cirúrgicas
Residual	Urina remanescente na bexiga após micção	Infecção, distensão, dor, lesão
Urgência	Necessidade urgente e imediata de urinar	Infecção

Incontinência Urinária			
Tipo	**Descrição**	**Causas**	**Sintomas**
Funcional	Involuntária e imprevisível com sistemas urinários e nervosos intactos	Mudanças no ambiente ou déficits cognitivos	Urgência miccional que causa perda de urina
Reflexa	Involuntária e ocorre em intervalos previsíveis	Anestesia, medicamentos, disfunção da medula espinhal	Falta de desejo de urinar
De estresse	Pressão intra-abdominal causa vazamento	Tosse, riso, obesidade, gravidez, músculos fracos	Urgência e frequência
De urgência	Passagem involuntária da urina com forte urgência	Capacidade da bexiga pequena, irritação da bexiga, álcool, cafeína	Espasmos da bexiga, urgência e frequência
Total	Perda não controlada e contínua de urina	Neuropatia, trauma, fístula entre a bexiga e a vagina	Fluxo constante, noctúria, desconhecimento da incontinência

Características da Urina

Características	Normal	Anormal	Coletar dados sobre
Quantidade em 24 h	1.200 ml	< 1200 ml	Insuficiência renal
	1.500 ml	> 1500 ml	Ingestão de líquidos
Cor	Amarelo	Âmbar	Desidratação, ingestão de líquidos
		Amarelo claro	Hiperidratação
		Laranja	Medicamentos
		Vermelha	Sangue, lesões, medicamentos
Consistência	Clara	Turva, espessa	Infecção
Odor	Vago	Forte	Infecção, medicamentos
Estéril	Sim	Microorganismos	Infecção, má higiene
pH	4,5	< 4,5	Infecção
	8,0	> 8,0	Diabetes, inanição, desidratação
Densidade	1.010	< 1.010	Diabetes insipidus, insuficiência renal
	1025	> 1.025	Diabetes, desidratação
Glicose	Ausente	Presente	Diabetes
Cetonas	Ausente	Presente	Diabetes, inanição, vômitos
Sangue	Ausente	Presente	Tumores, lesões, doença renal

MEDICAMENTOS QUE PODEM ALTERAR A COR DA URINA

Amarelo Escuro
- Vitamina B_2

Laranja
- Sulfonamida
- Cloridrato de fenazopiridina
- Varfarina

Rosa ou Vermelho
- Thorazine®
- Ex-Lax®
- Fenitoína

Verde ou Azul
- Amitriptilina
- Azul de metileno
- Triamtereno

Castanho ou Preto
- Ferro
- Levodopa
- Nitrofurantoína
- Metronidazol

RAZÕES PARA CATETERIZAÇÃO URINÁRIA

Intermitente
- Aliviar distensão da bexiga
- Obter amostra estéril
- Avaliação de urina residual
- Tratamento em longo prazo de pacientes com lesões e disfunções da medula espinhal

Demora de Curto Prazo
- Após cirurgia
- Prevenção de obstrução uretral
- Mensuração do débito em pacientes acamados
- Irrigação da bexiga

CAPÍTULO 14 *Sistema Urinário* **277**

Demora de Longo Prazo
- Retenção urinária grave
- Prevenção de lesões de pele ou infecções

Tipos e Tamanhos de Cateteres Urinários	
Tipo	**Tamanho**
Lúmen único	8–18 Fr*
Lúmen duplo	
Com balão inflado	8–10 Fr com balão de 3 ml
	12–30 Fr com balão de 30 ml
Tamanhos comuns masculinos	16–18 Fr
Tamanhos comuns femininos	12–16 Fr

Lúmen triplo é usado para irrigação contínua da bexiga. O cateter de Coudé-tipé® usado para homens com glândula prostática aumentada.
*Fr, francês.

PREVENÇÃO DE INFECÇÕES POR CATETERES URINÁRIOS
- Use boas técnicas de lavagem das mãos antes de manusear.
- Evite levantar a bolsa de drenagem acima do nível da bexiga.
- Deixe a urina drenar livremente para a bolsa.
- Realize bom cuidado perineal no paciente.
- Fixe o cateter após procedimentos.
- Esvazie a bolsa de drenagem pelo menos a cada 8 horas.
- Evite dobrar o cateter.
- Limpe completamente a trava da bolsa coletora antes e depois do uso.
- Evite arrastar a bolsa de drenagem no chão.

278 CAPÍTULO 14 *Sistema Urinário*

TESTES DE URINA PROGRAMADOS

Albumina quantitativa (24 horas) Determina a perda de albumina na urina como resultado de doença renal, hipertensão ou insuficiência cardíaca

Aminoácido (24 horas) Determina a presença de doença renal congênita

Amilase (2, 12 e 24 horas) Determina a presença de doença do pâncreas

Cloreto (24 horas) Determina a perda de cloreto em pacientes cardíacos em dietas com baixo teor de sal ou sem sal

Concentração e diluição Determina a presença de doenças dos túbulos renais

Depuração da creatinina (clearance de creatinina) (12 e 24 horas) Determina a capacidade dos rins para eliminar a creatinina

Estriol (24 horas) Mede esse hormônio em mulheres com gravidez de alto risco por causa do diabetes

Tolerância à glicose (12 e 24 horas) Determina mau funcionamento do fígado e pâncreas

17-Hidroxicorticosteroide (24 horas) Determina a capacidade de funcionamento do córtex adrenal

Análise de urina (amostra aleatória) Determina os níveis de bactérias, contagem de glóbulos brancos, contagem de glóbulos vermelhos, pH, densidade, proteína e bilirrubina

Urocultura (amostra aleatória) Determina a quantidade e o tipo de bactérias na urina

Sensibilidade da urina (amostra aleatória) Determina os antibióticos aos quais os microorganismos serão sensíveis ou resistentes

Urobilinogênio (amostra aleatória) Determina a presença de obstrução do trato biliar

CAPÍTULO 15

Sistema Reprodutivo

Avaliação do Histórico Sexual (p. 280)
Medicamentos que Afetam o Desempenho Sexual (p. 281)

Para um estudo aprofundado sobre o sistema reprodutivo, consulte as seguintes publicações:

Ball JW, et al.: *Seidel's guide to physical examination*, 8 ed, St. Louis, 2015, Mosby.
Lewis SM, et al.: *Medical-surgical nursing*, 9 ed, St. Louis, 2014, Mosby.
Nugent P, Green J, Hellmer Saul MA, Pelikan P: *Mosby's comprehensive review of nursing for the NCLEX-RN examination*, 20 ed, St. Louis, 2012, Mosby.
Patton K, Thibodeau G: *Structure and function of the human body*, 15 ed, St. Louis, 2016, Mosby.
Potter PA, Perry AG, Stockert PA, Hall A: *Fundamentals of nursing*, 9 ed, St. Louis, 2017, Mosby.

280 CAPÍTULO 15 *Sistema Reprodutivo*

AVALIAÇÃO DO HISTÓRICO SEXUAL

Inclua as seguintes informações:

Homens
Prática de exames testiculares
Último exame da próstata e resultados
Déficit de Conhecimento
Preocupações ou dificuldades com as atividades
sexuais
Preocupações com a imagem corporal
Preocupações com o efeito do tratamento sobre
futuras atividades sexuais
Atitudes em relação ao sexo

Mulheres
Último ciclo menstrual
Início da menopausa
Déficit de conhecimento
Número de gravidez, filhos e abortos espontâneos
Preocupações com a imagem corporal
Prática do autoexame da mama
Última mamografia e resultados
Último exame de Papanicolau e exame pélvico e
resultados
Qualquer preocupação ou dificuldade com as
atividades sexuais
Preocupações com o efeito do tratamento sobre
futuras atividades sexuais
Atitudes em relação ao sexo

CAPÍTULO 15 *Sistema Reprodutivo* **281**

MEDICAMENTOS QUE AFETAM O DESEMPENHO SEXUAL*

Medicamentos Neurológicos

Anticonvulsivantes Letargia, mudanças de peso, alterações menstruais

Antidepressivos Visão turva, confusão, perda da libido, incapacidade de atingir o orgasmo e problemas eréteis

Alucinógenos Espasmos musculares, perda de coordenação, comportamento agressivo, síndrome catatônica

Tranquilizantes Sonolência, confusão e diminuição do desejo

Medicamentos Cardíacos

Antiarrítmicos Tonturas, cefaleias, fraqueza, fadiga, disfunção sexual

Antianginosos Cefaleias, tonturas, náuseas, vômitos ou fraqueza

Anti-hipertensivos Perda da libido, fraqueza

Diuréticos Tonturas, cefaleias, fraqueza

Medicamentos Endócrinos

Corticosteroides Alterações de humor, alterações menstruais, dores de cabeça, fraqueza

Hipoglicemiantes Tonturas, sonolência, azia, náusea, constipação, micção frequente

Medicamentos Gastrointestinais

Cimetidina Impotência, tonturas, náuseas

Ranitidina Impotência, diminuição da libido

---

* Consulte um livro de referência sobre medicamentos para obter mais informações sobre medicamentos específicos e seus efeitos colaterais.

Disfunções Reprodutivas Masculinas Comuns

Disfunção	Descrição	
Hidrocele	Coleção de líquido nos testículos	Dor, inchaço
Espermatocele	Massa cística do epidídimo	Dor, inchaço
Varicocele	Dilatação da veia espermática	Dor, inchaço
Torsão do cordão espermático	Dobra do cordão	Disfunção sexual
Câncer	Câncer testicular	Aumento dos testículos, caroço
	Câncer de pênis	Crescimentos, fadiga, perda de peso, disfunção
	Câncer de próstata	Disfunção urinária
Uretrite	Inflamação da uretra	Urgência, frequência, ardor ao urinar
Prostatite	Inflamação da próstata	Dor, febre, disúria, drenagem uretral
Epididimite	Inflamação do epidídimo	Dor escrotal, edema
Hipertrofia prostática benigna	Próstata dilatada	Disúria, dor

Disfunções Reprodutivas Femininas Comuns

Disfunção	Descrição	Coletar dados sobre
Prolapso uterino	Deslocamento do útero	Dismenorreia, dor lombar, dor pélvica
Cistocele	Herniação da bexiga para a vagina	Dor nas costas, estresse, incontinência
Retocele	Herniação do reto para a vagina	Constipação, hemorroidas
Cisto ovariano	Aumento dos ovários	Alterações menstruais, inchaço abdominal
Endometriose	Semeadura de células endometriais na pelve	Dor, infertilidade, alterações menstruais
Pólipos cervicais	Tumor benigno	Sangramento entre períodos e com relação sexual, aumento da mucosa cervical
Câncer	Câncer cervical	Manchas, dor
	Câncer uterino	Dor, plenitude abdominal, sangramento pós-menopausa
	Câncer de ovário	Ascite, fadiga, perda de peso, abdominal

Infecções Sexualmente Transmitidas

Organismo	Infecções	Sintomas	Tratamento
Bactérias	Gonorreia, cancroide, granuloma	Secreção purulenta	Penicilina
Espiroqueta	Sífilis	Fase 1: Cancro Fase 2: *Rash* cutâneo Fase 3: tumores, lesões nervosas, lesões cardíacas	Penicilina
Clamídia	Uretrite não gonocócica, cervicite, epididimite, doença inflamatória pélvica	Drenagem purulenta, febre, calafrios, dor e vômitos	Antibióticos
Vírus	Herpes, CMV (HPV)	Vesículas	Aciclovir
	AIDS	Infecções pulmonares	Antibióticos, cuidados de suporte
Protozoários	Tricomoníase	Prurido, secreção esverdeada	Vinagre
Levedura	Candidíase	Prurido, secreção branca e com aspecto de queijo	Nistatina, miconazol

*Infecções sexualmente transmissíveis são quaisquer distúrbios que podem ser transmitidos de uma pessoa para outra por meio do contato sexual.
CMV, citomegalovírus; HPV, papilomavírus humano.

CAPÍTULO 16

Exames e Procedimentos

Gases Sanguíneos Arteriais (p. 290)
Desequilíbrios Eletrolíticos (p. 291)
Desequilíbrios do Volume de Líquidos (p. 293)
Exames Diagnósticos (p. 297)

Para um estudo aprofundado sobre o exames e procedimentos, consulte as seguintes publicações:

Lewis SM, et al.: *Medical-surgical nursing*, 9 ed, St. Louis, 2014, Mosby.

Nugent P, Green J, Hellmer Saul MA, Pelikan P: *Mosby's comprehensive review of nursing for the NCLEX-RN examination*, 20 ed, St. Louis, 2012, Mosby.

Pagana KD, Pagana TJ: *Mosby's diagnostic and laboratory test reference*, 12 ed, St. Louis, 2015, Mosby.

Patton K, Thibodeau G: *Structure and function of the human body*, 15 ed, St. Louis, 2016, Mosby.

Potter PA, Perry AG, Stockert PA, Hall A: *Fundamentals of nursing*, 9 ed, St. Louis, 2017, Mosby.

Weilitz P, Potter PA: *Pocket guide for health assessment*, 6 ed, St. Louis, 2007, Mosby.

286 CAPÍTULO 16 *Exames e Procedimentos*

Valores Laboratoriais*

Exame Laboratorial	Valores de Referência
Contagem celular completa	
Glóbulos vermelhos	Homens: 4,25–6,1 × 10ml
	Mulheres: 3,6–5,4 × 10ml
Glóbulos brancos	4000–10.000/mm³
Neutrófilos	Adultos: 48%–73%
	Criança: 30%–60%
Linfócitos	Adultos: 18%–48%
	Criança: 25% -50%
Monócitos	0%–9%
Eosinófilo	0%–5%
Basófilo	0%–2%
Hemoglobina (Hb)	Homens: 13–18 g/dl
	Mulheres: 12–16 g/dl
Hematócrito (Ht)	Homens: 40%–54%
	Mulheres: 37%–47%
Coagulação	
Plaquetas	130.000–400.000/mm³
Tempo de protrombina (TP)	10–14 s
Tempo de tromboplastina parcial (TTP)	30–45 s
Tempo de trombina (TT)	Controle ± 5 s
Produtos de Degradação do fibrinogênio	Reação negativa a uma diluição > 1: 4
Ferro ou ferritina (Fe) (deficiência)	0–20 ng/ml
Contagem de reticulócitos	0,5% -1,5% dos glóbulos vermelhos

CAPÍTULO 16 *Exames e Procedimentos* **287**

Valores Laboratoriais – continuação

Exame Laboratorial	Valores de Referência
Bioquímica Sanguínea	
Sódio (Na^+)	136–145 mEq/L
Potássio (K^+)	3,5–5,0 mEq/L
Cloreto (Cl^-)	98–106 mEq/L
Ânion gap	5–11 mEq/L
Dióxido de carbono (CO_2)	22–30 mEq/L
Nitrogênio ureico no sangue (BUN)	7–25 mg/dl
Creatinina (Cr)	0,7–1,3 mg/dl (homens)
	0,6–1,2 mg/dl (Mulheres)
Glicose	70–110 mg/dl
Cálcio (Ca^{++})	8,4–10,5 mg/dl
Magnésio (Mg)	1,5–2,5 mg/dl
Fósforo	2,5–4,5 mg/dl
Osmolalidade	275–295 mOsm/Kg
Enzimas hepáticas	
Aspartato aminotransferase (AST)	0–42 U/L
Alanina aminotransferase (ALT)	0–48 U/L
Fosfatase alcalina (FA)	Adulto: 20–125 U/L
	Criança: 40–400 U/L
Bilirrubina direta	0–0,2 mg/dl
Bilirrubina total	0–1,2 mg/dl
Amilase	50–150 U/L
Lipase	0–110 U/L
Eletrólitos na Urina	
Sódio (Na^+)	40–220 mEq/L
Potássio (K^+)	25–125 mEq/L
Cloreto (Cl^-)	110–250 mEq/L

Continua

288 CAPÍTULO 16 *Exames e Procedimentos*

Valores Laboratoriais – continuação

Exame Laboratorial	Valores de Referência
Lipídios	
Colesterol	120–240 mg/dl
Lipoproteína de baixa densidade (LDL)	62–130 mg/dl
Lipoproteína de alta densidade (HDL)	35–135 mg/dl
Triglicerídeos	0–200 mg/dl
Colesterol: taxa de LDL	1:6–1:4,5
Tireoide	
Tiroxina (T4)	4–12 µg/dl
Captação de tri-iodotironina (T3)	27%–47%
Hormônio estimulante da tireoide (TSH)	0,5–6 mU/L

Enzimas Cardíacas

Creatinoquinase (CK) Os níveis aumentam de 4 a 8 horas após um infarto agudo do miocárdio (IAM), atingindo um pico entre 16 e 30 horas e retornando à linha de base em 4 dias (25–200 U/L; 32–150 U/L)

Isoenzima CK-MB Aumenta 6 a 10 horas após um IAM, atingindo um pico em 24 horas e permanece elevada até 72 h

< 12 UI / L se CK total for < 400 U/L

< 3,5% da CK total se a CK total for > 400 U/L

Lactato desidrogenase (LDH) Aumenta 2 a 5 dias após um IAM; A elevação pode durar 10 dias (140–280 U/L)

---

* As médias podem variar conforme instituição.

CAPÍTULO 16 *Exames e Procedimentos* **289**

Desequilíbrios Ácido-base	
Manifestações Clínicas	
Acidose	**Alcalose**

Manifestações Respiratórias

Causas

Excesso de carbono, pneumonia, hiperventilação, obesidade	Déficit carbônico, ansiedade, medo, hiperventilação, anemia, asma

Sinais e sintomas

Confusão ou depressão do SNC	Inconsciência (sinal tardio)

Valores laboratoriais

pH 7,35 (baixo)	pH, 7,45 (alto)
$PaCO_2$, 46 mm Hg (alto)	$PaCO_2$ 34 mmHg (baixo)
Bicarbonato normal	Bicarbonato normal
$PaCO_2$ 60 mm Hg (aguda)	PaO_2 100 mmHg (alta)
PaO_2 80 mm Hg (crônica)	

Manifestações Metabólicas

Causas

Déficit de bicarbonato, cetoacidose, inanição, choque, diarreia, insuficiência renal	Excesso de bicarbonato, síndrome de Cushing, hipocalemia, hipercalcemia, vômitos excessivos, diuréticos

Continua

290 CAPÍTULO 16 *Exames e Procedimentos*

Desequilíbrios Ácido-base – continuação	
Manifestações Clínicas	
Acidose	**Alcalose**
Sinais e sintomas	
Fraqueza, desorientação, coma	Depressão respiratória, tetania, embotamento mental
Valores laboratoriais	
pH < 7,35	pH > 7,45
pH da urina < 6	pH da urina > 7
$PaCO_2$ normal	$PaCO_2$ normal
K^+ > 5	K^+ < 3,5
Bicarbonato < 21 mEq/L	Bicarbonato > 28 mEq/L

SNC, sistema nervoso central

GASES SANGUÍNEOS ARTERIAIS

Balanço ácido-base (pH) Mede a concentração de hidrogênio (7,35–7,45)

Oxigenação (PaO_2) Mede a pressão parcial de oxigênio dissolvido no sangue (80–100 mm Hg)

Saturação (SO_2) Mede a porcentagem de oxigênio na hemoglobina (95–98%)

Ventilação ($PaCO_2$) Mede a pressão parcial de dióxido de carbono (38–45 mm Hg)

Intervenções de Enfermagem

Preparo De acordo com a política organizacional, realize a antissepsia da área sobre a artéria; colete uma amostra para gasometria arterial. Em algumas instituições, o fisioterapeuta respiratório pode coletar a amostra de sangue para gasometria arterial.

CAPÍTULO 16 *Exames e Procedimentos* **291**

Após coleta de sangue para gasometria arterial
A amostra precisa ser encaminhada ao laboratório imediatamente. Algumas instituições podem exigir uma ligação prévia para o laboratório antes que uma amostra para gasometria arterial possa ser enviada.

DESEQUILÍBRIOS ELETROLÍTICOS
Manifestações Clínicas
Hiponatremia (menor que 135 mEq/L)
Sinais e sintomas Fadiga; cólicas abdominais; diarreia; fraqueza; hipotensão; pele fria e pegajosa
Causas Hiperidratação, doença renal, diarreia, síndrome da secreção inapropriada de hormônio antidiurético (SIADH)

Hipernatremia (maior que 145 mEq/L)
Sinais e sintomas Sede; mucosas pegajosas; língua e pele secas; pele corada; pele com rubor; aumento da temperatura corporal
Causas Desidratação, inanição

Hipocalemia (menor que 3,5 mEq/L)
Sinais e sintomas Fraqueza, fadiga, anorexia, distensão abdominal, arritmias, diminuição dos sons intestinais
Causas Diarreia, diuréticos, alcalose, poliúria

Hipercalemia (maior que 5 mEq/L)
Sinais e sintomas Ansiedade, arritmias, aumento dos sons intestinais
Causas Queimaduras, insuficiência renal, desidratação, acidose

Hipocalcemia (menor que 8,4 mEq/L)
Sinais e sintomas Cólicas abdominais, formigamento, espasmos musculares, convulsões; avaliar o nível de magnésio

292 CAPÍTULO 16 *Exames e Procedimentos*

Causas Disfunção de paratireoide, deficiência de vitamina D, pancreatite

Hipercalcemia (maior que 10,5 mEq/L)
Sinais e sintomas Dor óssea profunda, náuseas, vômitos, constipação; avaliar o nível de magnésio
Causas Tumor de paratireoide, câncer ósseo ou metástase, osteoporose

Hipomagnesemia (menor que 1,5 mEq/L)
Sinais e sintomas Tremores, cãibras musculares, taquicardia, hipertensão, confusão; Avaliar o nível de cálcio
Causas Disfunção paratireoide, câncer, quimioterapia, poliúria

Hipermagnesemia (maior que 2,5 mEq/L)
Sinais e sintomas Letargia, dificuldade respiratória, coma; avaliar o nível de cálcio
Causas Disfunção de paratireoide, insuficiência renal

Hipocloremia (menor que 96 mEq/L)
Sinais e sintomas Fadiga, fraqueza, tonturas
Causas Perda de líquido, vômitos ou diarreia, uso prolongado de diuréticos ou laxantes

Hipercloremia (maior que 108 mEq/L)
Sinais e sintomas Sede; mucosas, língua e pele secas
Causas Alto nível de sódio, insuficiência renal, diabetes *insipidus*, coma diabético

Hipofosfatemia (menor que 2,2 mEq/L)
Sinais e sintomas Náuseas, dores nos ossos e articulações, constipação
Causas Após cirurgia do estômago, falta de vitamina D, níveis elevados de cálcio, danos renais, vários distúrbios endócrinos

Hiperfosfatemia (maior que 4,8 mEq/L)
Sinais e sintomas Cólicas abdominais, dormência e formigamento
Causas Excesso de ingestão de leite, aumento da vitamina D, baixos níveis de cálcio, insuficiência renal, síndrome da lise tumoral

DESEQUILÍBRIOS DO VOLUME DE LÍQUIDOS
Deficiência de Volume de Líquidos (Hipovolemia)
Sinais e sintomas Hipotensão, perda de peso, diminuição da laceração ou saliva, pele ou boca seca, oligúria, aumento do pulso ou da respiração, aumento da densidade da urina, aumento dos níveis séricos de sódio
Causas Desidratação, ingestão insuficiente de líquidos, diuréticos, sudorese ou poliúria, alimentação excessiva de tubos levando a diarreia

Excesso de Volume de Líquidos (hipervolemia)
Sinais e sintomas Edema, face ou pálpebras inchadas, ascite, estertores ou sibilos pulmonares, pulso latejante, hipertensão, aumento súbito de peso, diminuição dos níveis séricos de sódio
Causas Hiperidratação, insuficiência renal, insuficiência cardíaca congestiva

Volumes Comuns de Líquidos*

Copo de água pequeno: 200 ml
Tigela pequena de sopa: 180 ml
Jarro d'água: 1 L
Sorvete: 120 ml
Suco: 120 ml
Bule de chá: 240 ml
Gelatina: 120 ml
Copo de medicamento: 30 ml

Soluções Intravenosas Comuns

Solução salina normal: soro fisiológico 0,9%
Solução de glicose 5% em água
Solução de glicose 5% em solução salina 0,9%
Solução de glicose 5% em solução salina 0,45%
Solução de Ringer Lactato ($NaCl$, K^+, Ca^{++}, ácido lático)

---

* Os volumes podem variar de acordo com a instituição

CAPÍTULO 16 *Exames e Procedimentos* **295**

Medicamentos que Afetam a Hemostasia				
Medicamento	Classe Medicamentosa	Tempo de Pico	Duração	Meia-Vida
Alteplase	Trombolítico	5-10 min	2-3 h	5 min
Anistreplase	Trombolítico	45 min	4-6 h	70-120 min
Aspirina	Antiplaquetário	15 min-2 h	4-6 h	15-30 min
Dalteparina	Anticoagulante	3-5 h	12 h	3,5 h
Dipiridamol	Antiplaquetário	75 min (VO)	3-4 h	10 h
		6,5 min (IV)	30 min	10 h
Enoxaparina	Anticoagulante	3-5 h	12 h	4,5 h
Heparina	Anticoagulante	2-4 h (SC)	8-12 h	1-2 h
		5-10 min (IM)	2-6 h	1-2 h
Ibuprofeno	AINE, antiplaquetário	1-2 h	4-6 h	1,8-2 h
Cetorolaco	AINE, antiplaquetário	30-60 min (VO)	4-6 h	2-8 h
		30-90 min (IM)	4-8 h	5-6 h

296 CAPÍTULO 16 *Exames e Procedimentos*

Medicamentos que Afetam a Hemostasia – continuação

Medicamento	Classe Medicamentosa	Tempo de Pico	Duração	Meia-Vida
Pentoxifilina	Antiplaquetário	1–4 h	Desconhecida	0,8–1,6 h
Plavix	Antiplaquetário	1 h	Desconhecida	8 h
Reteplase	Trombolítico	5–10 min	Desconhecida	13–16 min
Estreptoquinase	Trombolítico	30–60 min	4–12 h	23 min
Sulfinpirazona	Antiplaquetário	1–2 h	4–6 h	4 h
Ticlopidina	Antiplaquetário	2 h	14–21 dias	12,6 h dose única; 4–5 dias multidose
Uroquinase	Trombolítico	Fim da infusão	12 h	20 min
Varfarina	Anticoagulante	0,5–3 dias	2–5 dias	0,5–3 dias

AINE, anti-inflamatório não esteroide *IM*, intramuscular; *IV*, intravenosa; *SC*, subcutâneo; *VO*, via oral. Dados de *Drug facts & comparisons*, St. Louis, 2002, Facts & Comparisons; *Physicians' desk reference*, 54 ed, Montvale, NJ, 2000, Medical Economics.

CAPÍTULO 16 *Exames e Procedimentos* **297**

EXAMES DIAGNÓSTICOS

Angiografia Registra pressões cardíacas, função e débito (O paciente pode precisar de aferição especial de sinais vitais após o procedimento.)

Anticorpo antinuclear (ANA) Um grupo de anticorpos usado para diagnosticar lúpus (LUES)

Arteriografia Exame radiográfico com injeções de contraste usado para localizar oclusões (O paciente pode precisar de aferição especial de sinais vitais após o procedimento.)

Artrografia Exame radiográfico dos ossos

Artroscopia Procedimento que permite examinar a articulação

Biópsia da medula óssea Exame de pequena porção de tecido da medula óssea (Avaliar o paciente quanto à dor após o procedimento.)

Biópsia Remoção de tecido específico (Avaliar o paciente quanto à dor após o procedimento.)

Broncoscopia Inspeção da laringe, traqueia e brônquios com escopia flexível (O paciente pode precisar de sedação.)

Cateterismo cardíaco Usa contraste para visualizar as artérias do coração (O paciente pode precisar de aferição especial de sinais vitais após o procedimento.)

Cistoscopia Visualização direta da bexiga com cistoscópio

Colangiografia Exame radiográfico dos ductos biliares

Colangiopancreatografia endoscópica retrógrada (CPRE) Exame radiográfico da vesícula biliar e do pâncreas

Colecistografia Exame radiográfico da vesícula biliar

Colonoscopia Usa escopia flexível para visualizar o cólon (O paciente pode precisar de sedação.)

298 CAPÍTULO 16 *Exames e Procedimentos*

Colposcopia Exame do colo do útero e da vagina

Culdoscopia Tubo flexível usado para visualizar os órgãos pélvicos

Cultura e sensibilidade Determina a fonte e o tipo de bactéria

Densitometria óssea Exame para determinar o conteúdo mineral ósseo e a densidade; Usado para diagnosticar a osteoporose

Dilatação e curetagem Dilatação do colo do útero seguida de limpeza endometrial (realizada em cirurgia)

Doppler Ultrassonografia usada para mostrar patência venosa ou arterial

Ecocardiografia Ultrassonografia que registra a estrutura e funções do coração

Eletrocardiografia Registra impulsos elétricos gerados pelo coração

Eletroencefalograma (EEG) Registra a atividade elétrica do cérebro (O paciente deve estar em repouso.)

Eletromiografia (EMG) Registra a atividade elétrica dos músculos

Endoscopia Inspeção do trato gastrointestinal (GI) superior com escopia flexível (O paciente pode precisar de sedação.)

Estudo radiográfico com ingestão de bário Detecta estreitamento esofágico, varizes, estenoses ou tumores (o bário precisa ser removido após o procedimento.)

Exames de sangue Verificar seção sobre valores laboratoriais quanto a valores normais

Fluoroscopia Exame radiográfico com imagem exibida no monitor da televisão

Gasometria arterial Mensurações do pH arterial, PO_2, $PaCO_2$ e bicarbonato (A amostra de sangue precisa ser mantida em gelo.)

CAPÍTULO 16 *Exames e Procedimentos* **299**

Laparoscopia Exame abdominal com escopia flexível

Mamografia Exame radiográfico da mama

Mielografia Injeção de corante no espaço subaracnóideo para visualizar o cérebro e medula espinal

Monitor Holter Verifica e regista frequências e ritmos cardíacos irregulares (geralmente durante um período de 24 horas)

Oximetria Método para monitorar a saturação de sangue arterial

Papanicolau Detecta câncer cervical

Pielografia Exame radiográfico dos rins

Pielografia intravenosa Exame radiográfico dos rins após injeção de contraste

Proctoscopia Inspeção do cólon inferior com escopia flexível (O paciente pode precisar de sedação.)

Punção lombar Amostragem do líquido espinal, frequentemente chamada de *spinal tap* (pode ser feita à beira do leito)

Radiografia com bário Exame radiográfico para localizar pólipos, tumores ou outros problemas de cólon (o bário precisa ser removido após o procedimento.)

Radiografias de tórax Usadas para procurar pneumonia, câncer e outras doenças do pulmão

Ressonância magnética (RM) Radiografia tridimensional semelhante à tomografia computadorizada

RUB Radiografia dos rins, ureter e bexiga

Sangue oculto Detecta sangue nas fezes, êmese e em outros locais

Série do intestino delgado Feito em adição à série GI

300 CAPÍTULO 16 *Exames e Procedimentos*

Série GI Exame radiográfico usando bário para localizar úlceras (O bário deve ser removido após o procedimento.)

Sigmoidoscopia Inspeção do cólon inferior com escopia flexível (O paciente pode precisar de sedação.)

Spinal tap Ver punção lombar

Tálio Corante radionuclear usado para avaliar as funções cardíacas

Teste cutâneo de tuberculina Exame de tuberculose utilizando derivado proteico purificado (PPD) de tuberculina

Teste de esforço Registro da frequência e atividade cardíacas e pressão arterial enquanto o corpo está se exercitando

Teste de função pulmonar (TFP) Mensura a capacidade e volume pulmonares para detectar problemas

Teste de tolerância à glicose (TTG) Determina a capacidade de tolerar uma carga oral de glicose; utilizado para estabelecer diabetes

Teste de urina Ver Capítulo 14.

Titulação Um exame de sangue para determinar a presença de anticorpos

Tomografia computadorizada (TC) Radiografia tridimensional (O paciente deve ser capaz de ficar deitado.)

Ultrassonografia Reflexo de ondas sonoras

Varredura cerebral Radioisótopo usado para localizar tumores, derrames ou convulsões (O paciente deve ser capaz de ficar deitado.)

Varredura óssea Radioisótopo usado para localizar tumores ou outros distúrbios ósseos (O paciente deve ser capaz de ficar deitado.)

Venografia Exame radiográfico utilizado para localizar um trombo em uma veia

CAPÍTULO 17

Cuidados de Enfermagem Cirúrgicos

Cuidados de Enfermagem Antes da Cirurgia (p. 302)
Cuidados de Enfermagem Após a Cirurgia (p. 306)
Cuidado com os Sistemas Corporais após a Cirurgia (p. 307)
Procedimentos Cirúrgicos Comuns (p. 309)
Transfusões de Células Vermelhas (p. 311)
Alternativas à Transfusão de Sangue (p. 312)

Para um estudo aprofundado sobre cuidados de enfermagem cirúrgicos, consulte as seguintes publicações:

Ball JW, et al.: *Seidel's guide to physical examination*, 8 ed, St. Louis, 2015, Mosby.

Lewis SM, et al.: *Medical-surgical nursing*, 9 ed, St. Louis, 2014, Mosby.

Nugent P, Green J, Hellmer Saul MA, Pelikan P: *Mosby's comprehensive review of nursing for the NCLEX-RN examination*, 20 ed, St. Louis, 2012, Mosby.

Patton K, Thibodeau G: *Structure and function of the human body*, 15 ed, St. Louis, 2016, Mosby.

Potter PA, Perry AG, Stockert PA, Hall A: *Fundamentals of nursing*, 9 ed, St. Louis, 2017, Mosby.

CUIDADOS DE ENFERMAGEM ANTES DA CIRURGIA

Ensino

Inclua as seguintes informações:

Restrições quanto a fumo ou bebidas antes da cirurgia

Restrições alimentares ou de líquidos antes da cirurgia

Revisão do procedimento cirúrgico

Respiração profunda pós-operatória, posicionamento e exercícios de amplitude de movimento

Dor pós-operatória e medidas de alívio da dor disponíveis

Atividade pós-operatória ou restrições alimentares

Procedimentos de curativo pós-operatório

Revisão de drenos, sonda nasogástrica, cateteres e acessos intravenosos (IV) que podem ser inseridas durante a cirurgia

Histórico

Inclua as seguintes informações:

Queixa principal ou razão para a cirurgia

Cirurgias prévias e respostas ou impressões

Alergias medicamentosas

Limitações físicas, tais como problemas da visão ou da audição, claudicações ou paralisia

História de tabagismo e etilismo

Última bebida ou ingestão de alimentos

Medicamentos e a última vez que os tomou

Uso de drogas não prescritas ou recreativas e quando usou pela última vez

História de acidentes vasculares encefálicos, ataques cardíacos, convulsões, diabetes e doença da tireoide ou adrenal

Preocupações, perguntas ou solicitações especiais

Pessoa significante e onde ela pode ser encontrada após a cirurgia

CAPÍTULO 17 *Cuidados de Enfermagem Cirúrgicos* **303**

Checklist
Inclua as seguintes informações:
Formulários de consentimento assinado (cirúrgico, sangue e anestesia)
Lista de roupas e objetos de valor e sua acomodação em um lugar seguro
Registro de sinais vitais e a última micção
Lista de próteses removidas, tais como próteses dentárias e de membros
Lista de medicamentos pré-operatórios e quando administrados
Revisão dos valores de exames laboratoriais pré-operatórios e outros
Banho cirúrgico pré-operatório

Revisão dos Sistemas Corporais
Observe quaisquer problemas, incluindo os seguintes:

Cardíacos Arritmia, edema, cianose, dor torácica, hipertensão, sopro, frequência cardíaca, pressão arterial

Respiratórios Tosse, falta de ar, dispneia, sibilos, ortopneia, ortostase, sons diminuídos, frequência, profundidade

Neurológicos Dores de cabeça, tonturas, zumbidos nos ouvidos, marcha, reflexos, força muscular, emoções

Gastrointestinais Náuseas, vômitos, ganho ou perda de peso, úlceras, doença de Crohn ou colite ulcerativa, dispositivos

Genitourinários Urgência, frequência, retenção, infecções do trato urinário, necessidade de cateter Foley ou outros dispositivos

Pele Hematomas, feridas abertas, erupções cutâneas, sinais de infecção, condição geral

304 CAPÍTULO 17 Cuidados de Enfermagem Cirúrgicos

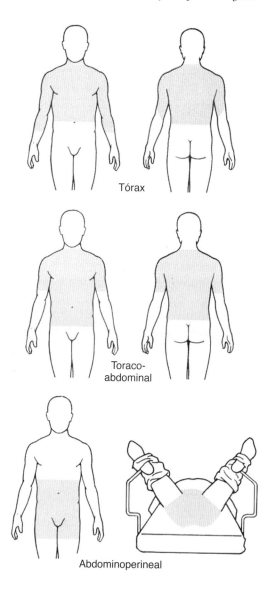

Tórax

Toraco-abdominal

Abdominoperineal

FIGURA 17-1 Preparo de pele para procedimentos cirúrgicos.

CAPÍTULO 17 Cuidados de Enfermagem Cirúrgicos

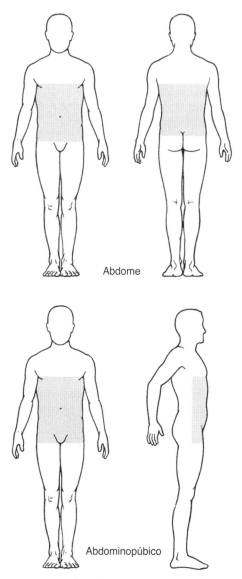

FIGURA 17-2 Preparo de pele para procedimentos cirúrgicos.

CUIDADOS DE ENFERMAGEM APÓS A CIRURGIA

Objetivos

Proporcionar ambiente seguro para o paciente.

Monitorar a condição do paciente.

Reconhecer possíveis complicações.

Prevenir complicações.

Informações Necessárias*

Tipo de cirurgia e anestesia

Achados e resultados da cirurgia

Quaisquer complicações durante a cirurgia

Transfusões durante a cirurgia

Condição respiratória atual do paciente

Condição cardíaca e circulatória atual do paciente

Tipos e número de incisões, drenos, tubos e acessos IV

Sinais vitais atuais e quando precisam ser verificados novamente

Valores laboratoriais atuais e quando as amostras precisam ser coletadas em seguida

Localização, condição e alterações do curativo (a primeira troca geralmente é feita pelo cirurgião)

Estado neurológico e necessidade de futuros controles neurológicos

Tempo, frequência e via de administração de analgésicos

Solicitações pós-operatórias adicionais

Notificar familiar ou pessoas significantes à espera do paciente

---

* Podem ser encontradas no prontuário do paciente.

CAPÍTULO 17 *Cuidados de Enfermagem Cirúrgicos* **307**

CUIDADO COM OS SISTEMAS CORPORAIS APÓS A CIRURGIA

Cardíaco

Possibilidade de hemorragia, choque, embolia, trombose.

Monitore a pressão arterial, frequência cardíaca, ritmo, qualidade.

Verifique se há sinal de Homans, sensibilidade de membros inferiores, edema de membros inferiores.

Verifique enchimento capilar, hemorragia, choque, pulsos pediosos.

Incentive a deambulação precoce, se apropriado.

Use compressores pneumáticos e dispositivos de compressão sequenciais enquanto estiver no leito.

Administre anticoagulantes conforme prescrição.

Pulmonar

Possibilidade de obstrução, atelectasia, pneumonia.

Mude o decúbito do paciente a cada 1 a 2 horas, a menos que esteja contraindicado.

Solicite que o paciente tussa e respire profundamente, usando travesseiros para poupar as incisões a cada 1 a 2 horas.

Avalie os pulmões quanto a estertores, roncos ou sibilos.

Verifique a saturação de oxigênio conforme protocolo institucional ou a cada verificação de sinais vitais.

Realize aspiração oral ou profunda conforme necessário.

Faça com que o paciente use o espirômetro de incentivo conforme solicitado a cada 1 a 2 horas.

Use umidificação para facilitar a respiração e fisioterapia respiratória, se solicitado.

Assegure hidratação adequada para auxiliar com secreções finas e drenagem postural para drenar secreções.

Avalie o alívio adequado da dor para ajudar a respirar.

Neurológico

Realize verificações neurológicas e checagem de reflexos, conforme necessário.

Avalie quanto a orientação, nível de consciência e controle da dor conforme necessário.

308 CAPÍTULO 17 *Cuidados de Enfermagem Cirúrgicos*

Avalie a inquietação, a fadiga e a ansiedade.
Explique a necessidade do procedimento para o
paciente.

Genitourinário
Avalie quanto à ingestão e débito de líquidos
adequados e distensão vesical.
Avalie quanto à necessidade e cuidado com o cateter
Foley ou necessidade de cateterização intermitente.

Gastrointestinal
Avalie os sons intestinais quanto a possível íleo
paralítico (caracterizado por ausência de sons).
Avalie quanto à presença de náuseas, vômitos,
distensão abdominal e dores por acúmulo de flatos.

Pele
Avalie a ferida quanto à drenagem e sinais de infecção.
Avalie quanto a lesões de pele.

Tipos de Curativos	
Nome	**Usos**
Absorvente	Drena a ferida (aumenta evaporação)
Antisséptico	Previne infecção
Seco	Para ferida com pouca ou nenhuma drenagem
Quente e úmido	Promove a cicatrização de feridas por segunda ou terceira intenção; aumenta o suprimento de sangue para a ferida
Oclusivo	Previne a invasão por bactérias
Protetor	Protege a ferida de novas injúrias
Molhado para encharcado	Curativo removido antes que a ferida seque
Molhado para seco	Com ferida aberta que tem tecido necrótico; ferida com maior drenagem
Molhado para molhado	Com ferida que precisa ser mantida muito úmida

PROCEDIMENTOS CIRÚRGICOS COMUNS*

Anastomose Criação de uma passagem entre dois vasos

Angiectomia ou angioplastia Remoção ou reparo de um vaso

Angioplastia coronária transluminal percutânea (ATC) Um procedimento com balão usado para empurrar uma obstrução contra a parede de um vaso a fim de permitir que o sangue flua

Aortotomia Incisão na aorta

Arteriectomia ou arterioplastia Remoção ou reparação de uma artéria

Artrectomia ou artroplastia Remoção ou reparo de uma articulação

Atriotomia Incisão em um átrio cardíaco

Biópsia Incisão para remoção de uma amostra de tecido

Bronquiectomia ou broncoplastia Incisão para reparo de brônquios

Cistectomia ou cistoplastia Remoção ou reparação da bexiga

Colecistectomia Remoção da vesícula biliar

Colectomia Remoção parcial do cólon

Coledocotomia Remoção de uma porção do ducto biliar comum

Craniectomia ou cranioplastia Remoção ou reparo de uma porção do crânio

Dermoabrasão Remoção cirúrgica da epiderme ou de uma porção da derme

Embolização Sutura ou selagem de um vaso

Enxertia Substituição cirúrgica de tecido, pele ou músculo

Esofagectomia ou esofagoplastia Remoção ou reparo do esôfago

---

* Consulte as seções sobre prefixos e sufixos para construir seu vocabulário cirúrgico.

310 CAPÍTULO 17 *Cuidados de Enfermagem Cirúrgicos*

Esplenotomia ou esplenorragia Incisão ou reparo do baço

Fasciectomia ou fascioplastia Remoção ou reparo da fáscia

Flebectomia ou fleboplastia Remoção ou reparo de uma veia

Gastrectomia ou gastroplastia Remoção ou reparo do estômago

Histerectomia Remoção do útero

Laminectomia Remoção do arco posterior de uma vértebra

Laringectomia ou laringoplastia Remoção ou reparo da laringe

Linfangiectomia ou linfangioplastia Remoção ou reparo de um vaso linfático

Mastectomia ou mastopexia Remoção ou redução de uma mama

Mastectomia radical Remoção de mama, músculos peitorais, linfonodos e pele

Miectomia ou mioplastia Remoção ou reparação de um ovário

Nefrectomia Remoção de um rim

Ooforectomia ou ooforoplastia Remoção ou reparo de um ovário

Orquiectomia ou orchioplasty Remoção ou reparo de um testículo

Osteoclase Reconstrução de um osso fraturado

Pericardiectomia Remoção do pericárdio

Pneumonectomia Remoção de pulmão

Revascularização do miocárdio (RVM) Uma veia grande do corpo é removida e suturada em ambos os lados de uma artéria coronária obstruída

Rinoplastia Reparação plástica do nariz

Toracoplastia Remoção de uma costela para permitir o colapso dos pulmões

Valvulotomia ou valvuloplastia Incisão ou reparo de uma válvula

CAPÍTULO 17 *Cuidados de Enfermagem Cirúrgicos* **311**

TRANSFUSÕES DE CÉLULAS VERMELHAS

Tipagem Seleção do tipo de sangue ABO e o fator antigênico Rh do sangue de uma pessoa (outros antígenos também podem afetar a compatibilidade transfusional)

Prova cruzada Mistura do soro do receptor com os glóbulos vermelhos do doador em uma solução salina; se não houver aglutinação, o sangue pode ser administrado com segurança

Tabela de Compatibilidade de Transfusões		
Tipo Sanguíneo	**Pode Geralmente Doar para**	**Pode Geralmente Receber de**
A–	A–, A+	A–, O–
B–	B–, B+	B–, O–
AB–	AB–, AB+	AB–, A–, B–, O
A+	A+	A+, A–, O+, O–
B+	B+	B+, B–, O+, O–
AB+	AB+	Todos os tipos sanguíneos
O–	Todos os tipos sanguíneos	O–
O+	O+, A+, B+, AB+	O+, O–

Antes de Administrar Sangue a um Paciente

Verifique a política de infusão de produtos sanguíneos da instituição.

Verifique a pulseira de identificação do paciente para identificação adequada.

Verifique o tipo de sangue e o antígeno Rh do paciente.

Solicite o componente sanguíneo ao do banco de sangue somente quando o paciente estiver pronto para infundir.

312 CAPÍTULO 17 *Cuidados de Enfermagem Cirúrgicos*

Compare o tipo sanguíneo do paciente com o tipo de sangue a ser infundido.

Duas pessoas devem verificar o sangue e assinar.

Administre sangue a uma taxa mais lenta durante os primeiros 15 minutos. O sangue deve ser infundido dentro de 4 horas.

Utilize equipos de sangue e agulhas apropriados (podem variar de acordo com a instituição).

Documente a ação em folhas apropriadas (pode variar a cada instalação).

Oriente o paciente a relatar *qualquer* desconforto (reações transfusionais).

São necessários verificações de sinais vitais especiais (podem variar a cada instalação).

Algumas instituições podem medicar o paciente com acetaminofeno ou difenidramina (Benadryl®) antes da infusão.

Reações Transfusionais

Possíveis reações incluem dificuldade respiratória, sibilos, taquipneia, febre, taquicardia, alteração da pressão arterial, dor no peito, desorientação, erupção cutânea ou urticária. *Se uma reação começar, pare a infusão.* Inicie infusão de solução salina normal para manter a via IV péria e administre anti-histamínicos prescritos. Notifique um médico, verifique novamente o sangue, repita a tipagem e a prova cruzada.

Não descarte o sangue – o laboratório pode querer analisá-lo quanto à causa da reação. O médico pode necessitar de uma amostra de urina do paciente.

ALTERNATIVAS À TRANSFUSÃO DE SANGUE

As considerações para os pacientes que possam recusar transfusões de sangue com base em razões culturais ou religiosas incluem:

CAPÍTULO 17 *Cuidados de Enfermagem Cirúrgicos* 313

Expansores Volumétricos
Cristaloides Ringer Lactato, solução salina normal, solução salina hipertônica
Coloides Dextrano, gelatinas, amidos
Perfluoroquímicos Fluosol DA-20®

Agentes Hemostáticos para Sangramento ou Problemas de Coagulação
Tópicos – Avitene®, Gelfoam®, Oxycel®, Surgicel®
Injetável – Desmopressina, ácido tranexâmico, ácido ε-aminocaproico, vitamina K

Técnicas e Agentes para Controle da Anemia
Suporte de oxigênio
Manter o volume intravascular
Suporte nutricional
Ferro
Dextrano (Imferon®)
Ácido fólico
Vitamina B_{12}
Eritropoetina
Fator estimulador de colônias de granulócitos (GCSF)
Soluções de perfluorocarbono

Técnicas para Limitar a Perda de Sangue durante a Cirurgia
Anestesia hipotensora
Hipotermia induzida
Recuperação sanguínea intraoperatória
Hemodiluição intraoperatória ou hipervolemia
Redução do fluxo sanguíneo para a pele
Oclusão mecânica de vasos hemorrágicos
Hemostasia meticulosa

314   CAPÍTULO 17   *Cuidados de Enfermagem Cirúrgicos*

Técnicas que Podem Limitar a Amostragem do Sangue
Oxímetro de pulso transcutâneo
Oxímetro de pulso
Microamostragem pediátrica
Planejamento prévio com múltiplos testes por
  amostra

Técnicas para Localizar e Estancar Sangramento Interno
Eletrocauterização
Cirurgia a *laser*
Coagulador de feixe de argônio
Endoscópio
Radiocirurgia com *Gamma knife*
Embolização

CAPÍTULO 18

Segurança do Paciente

Segurança na Admissão (p. 316)
Segurança Contínua (p. 316)
Situações de Pacientes Especiais (p. 317)
O Paciente Confuso (p. 319)
Transtornos Psiquiátricos Comuns (p. 323)
Testes Psiquiátricos Comuns (p. 324)
Métodos de Tratamento (p. 324)
Emergências (p. 325)

Para um estudo aprofundado sobre segurança do paciente,
consulte as seguintes publicações:

Ball JW, et al.: *Seidel's guide to physical examination*, 8 ed, St. Louis, 2015,
Mosby.
Lewis SM, et al.: *Medical-surgical nursing*, 9 ed, St. Louis, 2014, Mosby.
Nugent P, Green J, Hellmer Saul MA, Pelikan P: *Mosby's comprehensive
review of nursing for the NCLEX-RN examination*, 20 ed, St. Louis,
2012, Mosby.
Potter PA, Perry AG, Stockert PA, Hall A: *Fundamentals of nursing*, 9 ed, St.
Louis, 2017, Mosby.

SEGURANÇA NA ADMISSÃO

Quando um paciente é admitido no hospital ou casa de repouso, é importante que esteja ciente de todos os equipamentos localizados em seu quarto. Isso pode evitar acidentes e tornar a estadia no hospital ou casa de repouso mais segura. Aponte os seguintes itens na admissão: luz ou campainha de chamada, luzes da sala, banheiro, luzes do banheiro, posto de enfermagem, barras laterais e número do quarto.

Certifique-se de que todo o equipamento esteja funcionando corretamente.

SEGURANÇA CONTÍNUA

Para garantir a segurança contínua, tome as seguintes precauções:

Limpe o quarto do paciente de excesso de detritos.

Nenhum móvel deve bloquear entrada do quarto do paciente.

Limpe imediatamente qualquer água ou outros líquidos derramados no chão.

Não deixe agulhas ou outros objetos cortantes perto do paciente.

Remova recipientes e seringas sem identificação do quarto do paciente.

Rotule todas as vias intravenosas e centrais, sonda nasogástrica, gastrostomia e jejunostomia.

Verifique todos os equipamentos elétricos quanto ao bom funcionamento e condição.

Realize a dupla checagem de todos os medicamentos antes de entregá-los ao paciente, referindo-se aos 10 direitos do paciente.

Realize a dupla checagem da pulseira de identificação do paciente antes de administrar medicamentos, realizar quaisquer procedimentos e transferir o paciente para outro departamento para exames, outra unidade, cirurgia ou consultas terapêuticas.

CAPÍTULO 18 *Segurança do Paciente* **317**

SITUAÇÕES DE PACIENTES ESPECIAIS
Pacientes hospitalizados com os seguintes problemas podem exigir medidas de segurança adicionais:

Abstinência Alcoólica
Sinais e sintomas Confusão, sudorese, palidez, palpitações, hipotensão, convulsões, coma. Os protocolos podem variar conforme a instalação.

Os protocolos de abstinência podem incluir precauções de convulsão, manter as grades elevadas e acolchoadas, verificar sinais vitais com frequência (a cada 30 a 60 minutos ou conforme protocolo hospitalar) e observação atenta.

Proporcionar um ambiente seguro. Realizar exames neurológicos, de memória e de orientação. Documentar qualquer atividade de abstinência e ações realizadas.

Sangramento ou Hemorragia
Localize a fonte do sangramento. Aplique pressão direta com uma compressa limpa. Chame por ajuda, mas fique com o paciente. Avalie sinais precoces de choque, tais como alteração sensorial e sinais posteriores de choque, tais como hipotensão; palidez cutânea; e pulso rápido e fraco.

Prevenção
Atenda às necessidades básicas do paciente (como higiene íntima, sede ou fome) imediatamente. Supervisione de perto pacientes confusos ou fortemente medicados e aqueles que acabam de retornar da cirurgia. Certifique-se de que os curativos cirúrgicos estejam seguros. Incentive os pacientes a chamar por auxílio se o sangramento começar. Documente qualquer sangramento e ações realizadas.

318 CAPÍTULO 18 *Segurança do Paciente*

Engasgo
Siga as diretrizes-padrão da manobra de Heimlich.
Prevenção
Supervisione de perto pacientes confusos e altamente medicados. Certifique-se de que os pacientes estejam sentados ou em posição de Fowler alta enquanto se alimentam.
Incentive o uso da campainha. Avalie a capacidade do paciente de mastigar e engolir. Solicite uma dieta adequada à capacidade alimentar do paciente. Documente quaisquer situações de engasgos e ações realizadas.

Reações Medicamentosas
Avalie quanto à dificuldade respiratória, sibilos, lacrimejamento, palpitações, *rash* cutâneo, prurido, náuseas ou vômitos, rinite, diarreia e mudança no estado de humor ou mental. *Estas são reações medicamentosas gerais de fármacos e não os efeitos colaterais de medicamentos específicos. Relate imediatamente todas as reações medicamentosas.*
Prevenção
Supervisione de perto pacientes confusos e fortemente medicados e pacientes que estão tomando medicamentos pela primeira vez. Incentive o uso da campainha se algum dos sinais de uma reação medicamentosa ocorrer. *Conheça as alergias medicamentosas de seu paciente.* Documente todas as reações aos medicamentos e ações realizadas.

Síncope e Causas Comuns
Neurológicas Ataques isquêmicos transitórios vertebrobasilares, síndrome do roubo subclávia, hidrocefalia
Metabólicos Hipóxia, hiperventilação, hipoglicemia
Cardíacas Hipotensão ortostática, reação vasovagal ou síncope
Vasomotoras Lesões obstrutivas, arritmias

CAPÍTULO 18 *Segurança do Paciente* **319**

Avalie vertigem, tonturas, embaçamento visual ou quaisquer alterações visuais ou auditivas, fraqueza, apreensão, náuseas, sudorese, pressão arterial e pulso

Prevenção ou intervenção *Fique com o paciente.* Ajude o paciente a sentar-se ou abaixar-se para a cadeira, cama ou chão. Proteja a cabeça do paciente *o tempo todo. Peça ajuda.* Eleve os membros inferiores, avalie sinais vitais, ajude o paciente a sentar-se lentamente quando estiver pronto e documente conforme política organizacional

O PACIENTE CONFUSO

Avalie quanto à origem da confusão. Possíveis fontes incluem idade, medicamentos, doenças e infecções. Pacientes confusos podem estar em risco de quedas.

Quedas

Avalie a capacidade do paciente para deambular, o ambiente, estado mental, medicamentos.

Prevenção

Supervisione de perto pacientes confusos e fortemente medicados, incentive o uso de campainhas ou o uso de luzes noturnas, levante as grades, posicione sinais de alerta para outros profissionais sobre a possibilidade de quedas, trave a cadeira de rodas, use cintos de marcha, incentive o paciente a usar barras laterais, evite derramamentos de água e outros líquidos e use calçados antiderrapantes.

Lista de Verificação para Avaliação de Quedas

Um ou mais dos seguintes itens podem colocar uma pessoa em risco de quedas:

___ Mais de 70 anos de idade ___ Fraqueza

___ Perda de audição ou visual ___ Frequência urinária

___ Desorientação ou confusão ___ Agitação

320 CAPÍTULO 18 *Segurança do Paciente*

___ História de quedas

___ Não fala ou entende português

___ Uso de diuréticos

___ Desequilíbrio eletrolítico

___ Doença cardíaca

___ Infarto do miocárdio recente

___ Diabetes não controlado

___ Uso de bengala ou andador

___ Uso de medicamentos psicotrópicos

___ Uso de medicamentos cardíacos

___ Hipotensão

___ Doença neurológica

___ Doença vascular periférica

___ Acidente cerebrovascular recente

Contenções
Quando usar
- Para evitar lesões
- Para restringir o movimento
- Para imobilizar uma parte do corpo
- Para evitar danos a si próprio ou a terceiros

As contenções devem ser usadas somente quando todos os outros métodos de manter um paciente seguro foram tentados.

Tipos de Contenções
Casacos ou coletes, cintos, luvas, punho ou tornozelo, rede de berço, cotovelo

Diretrizes
- Obtenha a prescrição do médico e siga o protocolo da instituição.
- Explique o propósito ao paciente; verifique a circulação a cada 30 minutos.
- Solte temporariamente (uma vez por hora).
- Proporcione amplitude de movimento.
- Documente a necessidade e cronograma de avaliação.
- Relate problemas e tolerância; Forneça apoio emocional.

Nunca prenda as contenções nas grades ou na parte não estacionária da armação principal da cama.

CAPÍTULO 18 *Segurança do Paciente* 321

Complicações
- Lesão da pele (proeminências ósseas)
- Danos aos nervos (não aperte demais, solte-os frequentemente)
- Insuficiência circulatória (verifique frequentemente presença de problemas, proporcione amplitude de movimento)
- Morte (por uso inadequado ou impróprio)

Prevenção
- Mantenha as grades elevadas quando não estiver com o paciente.
- Monitore os sinais vitais e as doses e níveis de medicamentos do paciente.
- Monitore os eletrólitos e o estado neurológico do paciente.
- Reoriente o paciente quanto ao local e a hora, conforme necessário.
- Coloque a campainha em fácil alcance.
- Atenda de perto às necessidades de cuidados pessoais.
- Encoraje a família, amigos e clérigos a visitarem com frequência.

322 CAPÍTULO 18 *Segurança do Paciente*

Comparação entre *Delirium* e Demência		
Característica	**Delirium**	**Demência**
Início	Rápido, frequentemente à noite	Geralmente insidioso
Duração	Horas a semanas	Meses a anos
Curso	Flutua ao longo de 24 horas Piora a noite Intervalos de lucidez	Relativamente estável
Consciência	Sempre comprometida	Geralmente normal
Alerta	Flutua	Geralmente normal
Orientação	Prejudicada; Frequentemente confundirão pessoas ou lugares	Pode estar intacta Podem confabular
Memória	Memórias recente e imediata prejudicadas	Memórias recente e remota prejudicadas
Pensamento	Lento, acelerado ou irreal	Pobre na abstração Empobrecido
Percepção	Percepções equivocadas frequentes	Torna-se ausente
Ciclo do sono	Perturbado à noite Sonolência durante o dia	Sono fragmentado
Físico	Frequentemente doente	Frequentemente bem no início

CAPÍTULO 18 *Segurança do Paciente* **323**

TRANSTORNOS PSIQUIÁTRICOS COMUNS

Anorexia nervosa Um transtorno alimentar; perda de apetite por alimentos não explicável por doença

Bulimia Perturbação em que o vômito é autoinduzido depois de ingerir grandes quantidades de alimentos

Depressão Sentimento de desesperança ou tristeza ou perda de interesse

Esquizofrenia Profundamente afastada da realidade, frequentemente com comportamentos bizarros

Fobia Um medo mórbido ou ansiedade a respeito de um item ou um lugar

Mania Caracterizada por um estado de excitação extrema

Maníaco-depressivo Equilíbrio de humor de muito alto a muito baixo

Paranoia Delírios de perseguição ou de grandeza

Psicose alcoólica Um estado confuso e desorientado após intoxicação

Psicose Perda de realidade

Psicossomática A pessoa é limitada em habilidades de enfrentamento, o que produz efeitos físicos

Síndrome de Korsakoff *Delirium* ou alucinações frequentemente causadas pelo uso crônico de álcool

Transtorno de ansiedade Falta de mecanismo para bloquear diferentes graus de ansiedade

Transtorno de conversão Insuficiência sensorial ou motora na ausência de causa orgânica

Transtorno de personalidade Comportamentos repetitivos, irresponsáveis e manipuladores

Transtorno dissociativo Pessoa que escapa do estresse por meio de alterações de memória ou identidade

324 CAPÍTULO 18 *Segurança do Paciente*

TESTES PSIQUIÁTRICOS COMUNS

Escala Breve de Avaliação Psiquiátrica Escala de avaliação padronizada para pessoas com mais de 18 anos de idade

Escala de Inteligência Wechsler Teste verbal e cognitivo

Inventário de Depressão de Beck Medida de autorrelato de sentimentos e atitudes

Teste de Apercepção Temática Conjunto de imagens não estruturadas para as quais o paciente compõe histórias; para descobrir conflitos ou revelar necessidades

Teste de Rorschach Dez manchas de tinta usadas para analisar processos de pensamento

MÉTODOS DE TRATAMENTO

Ansiolíticos Tranquilizantes menores ou propanediols e benzodiazepínicos

Insulinoterapia Coloca o paciente em coma; usado para tratar pacientes com esquizofrenia

Lobotomia pré-frontal Lobos frontais do cérebro são separados

Medicamentos antidepressivos Tricíclicos e inibidores da monoamina oxidase (MAO)

Medicamentos antipsicóticos Antipsicóticos e tranquilizantes

Modificação de comportamento Recompensas dadas para modificar o comportamento

Psicoterapia Terapia em grupo para transtornos psiquiátricos

Terapia cognitiva O paciente examina suas próprias crenças e atitudes

Terapia comportamental Terapia de aversão para modificar o comportamento

Terapia eletroconvulsiva Terapia de choque administrada ao cérebro para induzir uma convulsão

Terapia psicanalítica Terapia para obter uma visão sobre as origens da condição

EMERGÊNCIAS
Segurança Contra Incêndios
RACE – **R**esgate os pacientes, **a**lerte outros/aperte o **a**larme, **c**ontenha o fogo, **e**xtingua o fogo. Saiba o número de telefone de emergência da instituição. Saiba a sua localização. Fale claramente. Conheça a saída de incêndio e o plano de evacuação.

Feche janelas e portas. Desligue o suprimento de oxigênio. Todos os extintores são rotulados como A, B, C ou D de acordo com os tipos de fogo que extinguem. Alguns extintores podem ser usados para mais de um tipo de fogo e são rotulados com mais de uma letra. Os tipos de incêndios às quais as letras correspondem são:

A: Papel ou madeira
B: Líquido ou gás
C: Elétrica
D: Metal combustível

Qualquer uma das seguintes emergências pode exigir ressuscitação cardiopulmonar (RCP).

Ataque Cardíaco
Sinais e sintomas Dor torácica; falta de ar; dispneia; aperto, esmagamento, ou sentimento pesado no peito; tonturas; dor no braço esquerdo ou na mandíbula; náusea

Intervenção Acalme o paciente e ligue a campainha. Ligue o oxigênio a 2 L se estiver próximo. Permaneça calmo e fique com o paciente até que a ajuda chegue. Documente sintomas e ações realizadas

Embolia Pulmonar
Sinais e sintomas Dor no peito, falta de ar, dispneia, cianose e possível morte

Causas Imobilidade, trombose venosa profunda

326 CAPÍTULO 18 *Segurança do Paciente*

Intervenção Acalme o paciente e ligue a campainha. Ligue o oxigênio a 2 L se estiver próximo. Permaneça calmo e fique com o paciente até que a ajuda chegue. Documente sintomas e ações realizadas

Prevenção Eleve os membros inferiores, use meias antiembolismo, dorsiflexão do pé, realize exercícios de amplitude de movimento, verifique sinal de Homans, realize exercício de respiração profunda e tosse, e administre baixas dosagens de heparina conforme prescrito enquanto o paciente estiver hospitalizado. Não massageie a parte inferior das pernas

Parada Cardíaca

Mantenha-se calmo e ligue a campainha. Comece a RCP (siga as diretrizes-padrão) até que uma equipe mais experiente chegue e assuma. Retire a mobília do quarto e solicite à família que aguarde na área de espera. (Algumas instituições permitem que a família assista à atividade de RCP.)

Convulsões

Sinais e Sintomas

Grande mal Rigidez total do corpo, olhar fixo, músculos que sacodem

Pequeno mal Olhar fixo, devaneio

Causas Doença neurológica, câncer, lesão na cabeça, febre ou hipertensão gravídica

Intervenções Mantenha-se calmo e ligue a campainha. Garanta a segurança do paciente, abaixe a cama e levante as grades. Fique com o paciente, verifique a duração da convulsão, e certifique-se de que o paciente não bata sua cabeça. Documente a atividade convulsiva e ações realizadas

CAPÍTULO 18 *Segurança do Paciente* **327**

Choque

Sinais e Sintomas

Leve ou precoce Pele quente, ruborizada, mudanças de orientação, aumento da pressão do pulso

Moderada ou leve pele fria, pegajosa e pálida; hipotensão; pressão de pulso estreitada; sudorese; palidez; pulso rápido; diminuição do débito urinário

Grave ou tardia Todos os sintomas de choque moderado ou leve, mais pulso irregular, oligúria, respiração superficial, rápida, obnubilação ou comatose

Causas Hemorragia, infecção ou hipovolemia

Intervenção Monitore os sinais vitais, avalie a orientação e mantenha o paciente aquecido. Registre todos os sintomas e sinais vitais

CAPÍTULO 19

Cuidados no Final da Vida

Estágios do Processo de Morte e Luto (p. 330)
Interagindo com o Paciente em Processo de Morte e a Família (p. 332)
Intervenções de Enfermagem na Morte Iminente (p. 334)
Rituais Religiosos de Morte (p. 336)
Orações Religiosas (p. 338)
Considerações Legais (p. 340)
Cuidados com o Corpo Imediatamente Após a Morte (p. 342)
Retirada de Múltiplos Órgãos (p. 346)

Para um estudo aprofundado sobre cuidados no final da vida,
consulte as seguintes publicações:

Giger JN: *Transcultural nursing: assessment and intervention*, 7 ed, St.
Louis, 2017, Mosby.
Kübler-Ross E: *On death and dying*, New York, 1969, Collier Books.
Kübler-Ross E: *Questions and answers on death and dying*, New York, 1974,
Collier Books.

ESTÁGIOS DO PROCESSO DE MORTE E LUTO

Negação

- Paciente ou família podem se recusar a aceitar a situação.
- Paciente ou família podem não acreditar no diagnóstico.
- Paciente ou família podem procurar segunda e terceira opiniões.
- Paciente ou família podem alegar que os resultados dos exames estavam errados.
- Paciente ou família podem alegar que os exames foram misturados com os de outra pessoa.
- O paciente pode dormir mais ou ficar excessivamente falante ou alegre.

Raiva

- Paciente ou família podem ser hostis.
- Paciente ou família podem ter demandas excessivas.
- O paciente pode ser contido, frio ou sem emoção.
- Os sentimentos podem incluir inveja, ressentimento ou raiva.
- O paciente pode estar bravo com a família por ela estar bem.
- O paciente pode não ser cooperativo ou manipulador.
- Este pode ser o momento em que os pacientes são os mais difíceis de cuidar, mas também a ocasião em que eles mais precisam de nós!

Barganha

- Paciente ou família podem prometer melhorar ou mudar hábitos como fumar, comer menos ou fazer mais exercício.
- A negociação pode estar entrelaçada com sentimentos de culpa.
- Pechinchas ocorrem frequentemente com os médicos ou com Deus, ou um poder superior.

Depressão

- O paciente ou a família podem falar da perda futura.
- Paciente ou família podem chorar ou lamentar frequentemente.
- Paciente ou família podem querer ficar sozinhos.

Aceitação

- O paciente pode apresentar um interesse reduzido no ambiente.
- O paciente pode não querer visitantes durante este período.
- Não confunda aceitação com depressão.
- Parece haver uma tranquilidade ou paz a respeito do paciente.

332 CAPÍTULO 19 *Cuidados no Final da Vida*

INTERAGINDO COM O PACIENTE EM PROCESSO DE MORTE E A FAMÍLIA

As intervenções devem basear-se no estágio do processo de morte e pesar.

Negação

Este estágio é usado como uma função de enfrentamento ou protetora e não deve ser vista como uma má qualidade. Pode ser um momento em que um paciente ou família precisam reunir seus pensamentos, sentimentos e forças.

Você deve:

- Ouvir, ouvir, ouvir (lembre-se, eles podem falar muito).
- Compreender com o que estão preocupados.
- Ser honesto com as comunicações.
- Não dar ao paciente uma falsa esperança.
- Não discutir com o paciente ou a família.

Raiva

Dirigida frequentemente aos cuidadores; garanta que estes não parem de cuidar.

Você deve:

- Não levar a raiva para o nível pessoal.
- Ajudar a família a não levar raiva para o nível pessoal.
- Visitar o paciente com frequência e responder prontamente à campainha.
- Ajudar a família com pausas muito necessárias.

Barganha

Uma vez que muitas das negociações podem ser com um poder divino, o período pode passar despercebido.

Você deve:

- Oferecer oportunidades frequentes para que o paciente ou a família conversem.
- Oferecer visitas religiosas ou outros apoios.

CAPÍTULO 19 *Cuidados no Final da Vida* **333**

Depressão
Alguns pacientes ou famílias podem não ter um bom escape para sua depressão.

Você deve:
- Não forçar uma conversa alegre ou importante.
- Permitir que o paciente ou a família expressem suas preocupações.
- Oferecer visitas religiosas.
- Oferecer apoio cultural ou religioso.

Aceitação
O paciente pode querer ficar sozinho, e as famílias podem se sentir rejeitadas.

Você deve:
- Incentivar a família a vir com frequência, mas para visitas breves.
- Oferecer visitas religiosas.
- Oferecer apoio cultural ou religioso.

334 CAPÍTULO 19 *Cuidados no Final da Vida*

INTERVENÇÕES DE ENFERMAGEM NA MORTE IMINENTE
Cuidados Pessoais
- Cuidados com a boca: mantenha a boca úmida
- Cuidados com a pele: use loções, massagens, bom cuidado com os lábios.
- Lubrificação artificial se os olhos estiverem abertos.
- Controle adequado da dor com medicamentos, massagem e posicionamento.
- Aspiração se houver aumento das secreções para facilitar a respiração.
- Limpe e estique os lençóis com frequência.
- Mude a posição do paciente conforme necessário para promover o conforto.
- Proporcione hidratação adequada.

Reconheça Necessidades Especiais
- Encoraje as visitas religiosas.
- Avalie a necessidade de Últimos Ritos, Comunhão, ou outras cerimônias.
- Permita música religiosa, livros sagrados e outros suportes.
- Dê tempo para que a família ou os amigos orem.
- Encoraje rituais ou práticas culturais ou religiosas.

CAPÍTULO 19 *Cuidados no Final da Vida* **335**

Prepare a Família

- Descreva as mudanças físicas que podem ocorrer enquanto a morte se aproxima.
- Garanta à família tanto tempo quanto possível com o paciente em processo de morte.
- Ofereça à família oportunidades para rituais culturais ou religiosos.
- Mantenha a família atualizada quanto ao momento da morte iminente.
- Seja honesto ao contar à família sobre a morte iminente.
- Garanta à família ou amigos sono e necessidades de higiene.
- Garanta à família ou amigos tempo para expressar medos ou preocupações.
- Garanta à família o tempo para perguntas.
- Garanta à família tempo para chorar.

336 CAPÍTULO 19 *Cuidados no Final da Vida*

RITUAIS RELIGIOSOS DE MORTE

- **Budismo** Crença na reencarnação; Últimos Ritos e cânticos ao lado da cama são encorajados.
- **Católica Romana** Unção dos doentes e Comunhão são encorajados. Uma cerimônia do rosário à noite antes do funeral é feita frequentemente.
- **Confucionismo** Crença na reencarnação; incenso e flores acesos são colocados à beira do leito para ajudar o espírito em sua jornada.
- **Cristã** Acreditam que a pessoa é julgada por Deus quando morre. A Bíblia Sagrada é lida ao lado das pessoas em processo de morte. Hinos podem ser cantados por familiares, amigos e membros da igreja. Ênfase em assegurar a salvação antes da morte para garantir que o cristão vá para o Céu, não para o Inferno, no pós-vida. Ministro (padre, pastor) frequentemente chamado para estar presente.
- **Hindu** O paciente pode querer ser colocado no chão para estar mais perto da terra na morte. A família é encorajada a lavar e preparar o corpo. Os capítulos 2, 8 e 25 do *Bhagavad Gita* e do livro sagrado são lidos.
- **Judaísmo (Conservador e Ortodoxo)** O corpo é lavado pela sociedade do enterro e envolvido em linho branco. Nenhum embalsamento ou flores são usados. Um cantor ajudará o rabino no funeral. O enterro deve ser feito dentro de 24 horas e não deve ser feito no Sábado.
- **Judaísmo (Reformados e Liberais)** Sem restrições quanto ao tempo ou dia de remoção ou sepultamento.
- **Luteranismo** Podem aceitar a Sagrada Comunhão; Os Últimos Ritos são opcionais.

CAPÍTULO 19 *Cuidados no Final da Vida* **337**

- **Mórmon** Unção dos doentes e Comunhão são encorajados. O ancião da igreja pode ajudar a família com preparativos. O corpo é lavado pela sociedade de alívio. Se a pessoa passou "através do templo", é vestida de branco com um avental verde.
- **Muçulmano** O Capítulo 36 do Alcorão é lido ao paciente. A família incentivará que ele recite "Não há nenhum deus além de Alá, e Maomé é um mensageiro de Deus" antes de morrer. A família vai ajudar na lavagem do corpo e o envolverá em um pano branco.
- **Ortodoxo Oriental e Russo** Últimos Ritos devem ser conduzidos enquanto o paciente ainda está consciente.
- **Taoísmo** A família pode querer ter um padre à beira do leito no momento da morte.
- **Testemunha de Jeová** Não há ritos especiais da morte; entretanto, os anciãos da igreja podem ajudar a família com preparativos finais.
- **Xintoísmo** Toda joia deve ser removida, e o corpo é lavado e vestido em um quimono branco.

338 CAPÍTULO 19 *Cuidados no Final da Vida*

ORAÇÕES RELIGIOSAS
Oração Judaica em Nome dos Doentes
Que Deus, que abençoou aqueles que vieram antes de nós na história e na vida, cure _____, que está doente. Que o Sagrado tenha misericórdia de _____; Ó Senhor, reduz a dor e liga as feridas. Dê habilidade para aqueles que ajudam na cura. E rapidamente restaure _____ à saúde perfeita, tanto espiritual como física. Amém.

Uma Oração pela Confiança Silenciosa
Livro da Oração Comum. Ó Deus de paz, que nos ensinaste que, ao retornar e descansar, seremos salvos, em silêncio e confiança será a nossa força;

Pelo poder de nosso Espírito levante-nos, rogamos a Ti, à Tua presença, onde podemos estar quietos e saber que Tu és Deus.

Através de Jesus Cristo nosso Senhor, Amém.

Uma Litania para Preservar o Eu Interior e a Terra
Senhor do universo, colocaste a terra em nossa confiança; Ajude-nos a preservá-la com sabedoria. Ajude-nos a nos acalentar nesta terra em todo o seu mistério. Guarda sua beleza frágil e honra sua diversidade; Ajude-nos a nos desviar dos caminhos do egoísmo e da destruição; que toda a criação reflita a maravilha de Deus e todas as criaturas, em suas próprias vozes, cantem o louvor de Deus.

CAPÍTULO 19 *Cuidados no Final da Vida* **339**

Oração Muçulmana de Cura
(O Sagrado Alcorão, Capítulo Ii: 153-157)
Vós, os que credes! Procurem ajuda com paciente perseverança e oração; porque Deus está com aqueles que pacientemente perseveram. E não digais daqueles que são mortos no caminho, mas eles estão vivos, embora vós não o percebais. Certifiquem-se de que vamos testá-lo com algo de medo e fome, alguma perda de bens ou vidas ou os frutos do seu trabalho, mas dê boas-vindas àqueles que pacientemente perseveram. Quem diz, quando afligido pela calamidade: "A Deus pertencemos, e a Ele é o nosso retorno." Eles são aqueles sobre os quais descem bênçãos de Deus, e misericórdia, e eles são os que recebem orientação.

Uma Oração Hindu para Curar o Corpo e o Espírito
Que o Senhor Supremo do Universo alimente o corpo para que eu possa ter apenas palavras auspiciosas, para que eu possa ver apenas coisas boas, para que eu possa ver a divindade em todas as coisas e em todas as partes experimentar as muitas formas do Único Deus Supremo: que todas as pessoas na terra possam ser abençoadas.

340 CAPÍTULO 19 *Cuidados no Final da Vida*

CONSIDERAÇÕES LEGAIS

Caso do agente judicial Mortes sobre as quais uma autoridade policial deve ser informada, incluindo mortes como homicídios, suicídios e mortes suspeitas ou acidentais.

Certidão de óbito O documento legal que identifica a data, hora e causa(s) de morte.

Documentação A data e a hora do óbito, juntamente com as atividades finais dos profissionais de saúde, devem ser anotadas no prontuário médico do paciente.

Não ressuscitar Como essas palavras podem ter significados diferentes para pessoas diferentes, deve ser claramente documentado qual é o significado para cada paciente. As instituições de saúde devem certificar-se de que os desejos da pessoa e da família estão sendo realizados de forma completa e correta.

Estabelecer a hora da morte Ausência de resposta a estímulos externos, frequência cardíaca, respiração e reflexos pupilares.

Disposição final Destino final para o corpo. O necrotério do hospital ou do município, ou funerária geralmente é a disposição final do corpo.

Procedimento de manutenção da vida Qualquer procedimento clínico que, no julgamento do médico, só prolongaria o processo de morte.

Testamento vital Um documento informando ao médico que, no caso de uma doença terminal ou lesão, a pessoa deseja que os procedimentos de manutenção da vida sejam interrompidos ou não realizados.

Doações de órgãos Deve seguir as orientações de legislação específica brasileira.

CAPÍTULO 19 *Cuidados no Final da Vida* **341**

Estado vegetativo persistente Uma condição de cessação irreversível de todas as funções do córtex cerebral que resulta em uma completa cessação crônica e irreversível de todas as funções cognitivas. Essa condição deve ser documentada por dois médicos.

Post-mortem **ou autópsia** (necropsia) Um exame realizado para determinar a causa exata da morte.

Poder de advogado para cuidados de saúde (responsável legal) Um documento legal no qual uma pessoa especifica alguém para tomar suas decisões médicas caso ela não o possa.

Pronunciamento Certificação quanto ao momento da morte.

CUIDADOS COM O CORPO IMEDIATAMENTE APÓS A MORTE

Se a família não estiver presente no momento da morte:

Avalie quaisquer instruções religiosas, culturais ou familiares especiais.

Reveja as políticas e procedimentos da instituição para o preparo.

Avalie quaisquer limitações legais na preparação do corpo.

Use luvas ao preparar o corpo.

O corpo deve ser colocado plano com os braços e pernas retas.

Os olhos e a boca devem estar fechados.

Remova todas as vias intravenosas, sondas nasogástricas, cateteres Foley e assim por diante.

Limpe todas as excreções e secreções.

Vista o corpo com uma camisola limpa, se possível.

Remova todo o excesso de equipamento e lixo do quarto.

Deixe os itens pessoais (p.ex., dentaduras, óculos) perto do paciente.

Empacote todos os outros itens pessoais.

Documente seu trabalho no prontuário do paciente e espere pela família.

Se a família estiver presente no momento da morte:

Garanta tempo à família para estar com seu ente querido.

Pergunte à família se há rituais religiosos ou culturais que precisam ser honrados.

Peça tempo à família para preparar o corpo.

Garanta à família tanto tempo quanto possível com o ente querido.

Ajude a família a empacotar os pertences.

Ajude a família com a documentação necessária.

Permita que a família ligue para membros da família não presentes, se necessário.

CAPÍTULO 19 *Cuidados no Final da Vida* **343**

Apoie a família na decisão sobre uma funerária ou
outros preparativos.

Depois que a família for, prepare o corpo para a
remoção de acordo com o protocolo institucional.

Documente seu trabalho no prontuário do paciente.

Diretrizes Gerais para Autópsias, Sepultamento Versus Cremação e Doações de Órgãos

	Aceita Autópsias	Sepultamento vs. Cremação	Pode Doar Órgãos
Agnóstica	Sim	Ambos	Sim
Amish	Sim	Sepultamento	Relutante
Árabe	Desencorajado	Sepultamento	Relutante
Ateu	Sim	Ambos	Sim
Baha'i	Sim	Sepultamento	Sim
Budista	Sim	Cremação	Sim
Cambojano	Sim	Ambos	Sim
Católico (Ortodoxo)	Relutante	Sepultamento	Relutante
Católico (Romano)	Sim	Ambos	Sim
Chinês	Sim	Ambos	Sim
Cristão	Sim	Ambos	Sim
Cientista Cristão	Relutante	Ambos	Relutante
Ortodoxo Oriental	Relutante	Sepultamento	Sim
Filipino	Sim	Ambos	Sim
Cigano	Relutante	Sepultamento	Relutante
Hindu	Relutante	Ambos	Sim
Hispânico	Sim	Ambos	Sim
Hmong	Sim	Ambos	Sim
Islâmico	Relutante	Sepultamento	Relutante

	Aceita Autópsias	Sepultamento vs Cremação	Pode Doar Órgãos
Diretrizes Gerais para Autópsias, Sepultamento Versus Cremação e Doações de Órgãos			
Japonês	Sim	Ambos	Sim
Testemunha de Jeová	Relutante	Ambos	Relutante
Judaísmo (Hasidim)	Relutante	Sepultamento	Relutante
Judaísmo (Ortodoxo)	Relutante	Sepultamento	Relutante
Judaísmo (Reformado)	Sim	Ambos	Sim
Coreano	Sim	Ambos	Relutante
Laos	Sim	Ambos	Sim
Menonita	Sim	Ambos	Sim
Mórmon	Sim	Sepultamento	Sim
Nativo Americano	Relutante	Ambos	Relutante
Quaker	Sim	Cremação	Sim
Russo Ortodoxo	Sim	Ambos	Sim
Adventista do Sétimo Dia	Relutante	Ambos	Sim
Xintoísmo	Não	Ambos	Não
Sikhismo	Relutante	Natimorto: Sepultamento Todos os outros: Cremação	Sim
Taoísmo	Sim	Ambos	Sim
Tailandês	Sim	Ambos	Sim
Vietnamita	Sim	Cremação	Sim

RETIRADA DE MÚLTIPLOS ÓRGÃOS
Órgãos e Tecidos que Podem Ser Doados
Órgão Coração, pulmões, fígado, pâncreas, rins, intestinos

Ossos e tecidos moles Úmero, costelas, crista ilíaca, vértebras, fêmur, tíbia, fíbula, tendões, ligamentos, fáscia lata

Outros tecidos Olhos, valvas cardíacas, pele, veia safena

Potenciais Doadores

1. Vítimas de trauma cerebral
2. Vítimas de trauma
3. Overdose – por algumas drogas
4. Tumores cerebrais primários
5. Danos cerebrais anóxicos
6. Hemorragias cerebrais ou subaracnoides

Notas Especiais Relativas à Procura

A retirada órgão(s) é um procedimento cirúrgico que ocorre na sala de operações em condições estéreis.

Quando aplicável, após a retirada, substituição com prótese e sutura adequada são realizadas para restaurar o corpo à sua aparência natural.

Doar órgãos não deve interferir nos preparativos de funeral ou com o desejo de ter um funeral de caixão aberto.

Não há custo para a família doadora para o procedimento de retirada ou transplante.

Índice

Páginas seguidas com números seguidos por "f" indicam figuras, "t" indicam tabelas, e "q" indicam quadros.

A

Abdução, 156t, 157f-163f
  sons cardíacos anormais, 211
Abreviações, 2-13
  cavidade abdominopélvica, nove regiões, 25f
  distensão abdominal, 260
Absorção, 32, 104
Abstinência, 317
Abuso, 32
Ação de coerência, 110
  imunidade ativa, 73
Aceitação, 331, 333
  nervo acessório, 187t
Acetaminofeno, 194t-195t
  desequilíbrio ácido-básico, 289t-290t
  equilíbrio ácido-básico (pH), 290
Acidente vascular encefálico, sinais de, 177-180
Ácido ascórbico, 255t
Ácido valproico, 41
Acidose, 289t-290t
Acinetobacter baumannii, 59
  nervo acústico, 187t
Adução, 156t, 157f-163f
Adventista do Sétimo Dia, autópsias, enterro *versus* cremação, e doações de órgãos em, 344t-345t
Agnóstico, autópsias, enterro *versus* cremação, e doações de órgãos em, 344t-345t
Água, 253t
Agulhas, 56. *ver também* Injeções
  tamanho, 44t
  volume, 44t
AIDS, 64

Ajudas sensoriais, avaliação do uso pelo paciente, 201t
Alanina aminotransferase (ALT), valores de referência para, 286t-288t
Albinismo, 121t
Albumina quantitativa, 278
Alça ileal, 266-267, 267f
Alcalose, 289t-290t
Álcool, 183t-184t
  abstinência, 317
Alergista ou alergologista, como médico especialista, 18
Alerta, 175
  no delírio e demência, 322t
Alfabeto Braille, 199, 199f
Alopecia, 121t
ALP. *Ver* Fosfatase alcalina (ALP)
ALT. *ver* Alanina aminotransferase (ALT)
Alteplase, 295t-296t
Alterações cardíacas, imobilidade e, 154
Alterações neurossensoriais, imobilidade e, 155
Alterações posturais, 94
Alucinógenos, 281
Americanos nativos, autópsias, enterro *versus* cremação, e doações de órgãos, 344t-345t
Amicacina, 40
Amilase, 278
  valores de referência para, 286t-288t
Aminoácido, 278
Amish, autópsias, enterro *versus* cremação, e doações de órgãos em, 344t-345t
Amitriptilina, 41
Amostragem de sangue, técnicas de limitação, 313

348 Índice

Amplitude de movimento, 156t
Amplitude do movimento de exercícios, 157f-163f, 192
ANA. *ver* Anticorpos antinucleares (ANA)
Analgésicos, 37
  dose média no adulto para, 194t-195t
Anastomose, 309
Anemia, técnicas e agentes para o tratamento da, 313
Anestesiologista, como médico especialista, 18
Angiectomia, 309
Angiografia, 297
Angioplastia, 309
Angioplastia coronária transluminal percutânea (PTCA), 309
Anistreplase, 295t-296t
Anorexia nervosa, 323
Anormalidades na cor da pele, 121t
Anrinona, 212t-213t
Ansiolíticos, 324
Anti-hipertensivos, 37, 281
Anti-histamínicos, 37
Anti-rejeição (ou imunossupressores), 41
Antianginosos, 281
Antiarrítmicos, 281
Antibióticos, 40
Anticonvulsivantes, 40-41, 281
Anticorpos, 73
Anticorpos antinucleares (ANA), 297
Antidepressivos, 41, 183t-184t, 281, 324
Antidiarréicos, 263
Antimicrobianos, 37
Antiparkinsonianos, 37
Antipsicóticos, 324
Anúria, 273t
Aortotomia, 309
Aparelho auditivo, 201t
Aparência, avaliação da, 81-83
Apneia, 223t
  do sono, 93, 182
Árabes, autópsias, enterro *versus* cremação, e doações de órgãos em, 344t–345t
Área funcional, diagnóstica por, 103-112
Arterectomia, 309
Artérias
  circunflexa, 208
  coronária, 208
  coronária direita, 208
  coronária esquerda, 208
  principal, 206, 206f

Arteriectomia, 309
Arteriografia, 297
Arterioplastia, 309
Articulação bola e soquete/articulação esferoidal, 146
Articulação condiloide, 146
Articulação deslizante, 146
Articulação em dobradiça, 146
Articulação em sela, 146
Articulação pivot, 146
Articulações sinoviais, tipos de, 146, 147f
Artrografia, 297
Artroplastia, 309
Artroscopia, 297
Asma, 225
Aspartato aminotransferase (AST), valores de referência para, 286t-288t
Aspirina® (ácido acetilsalicílico), 194t-195t, 295t-296t
Assepsia cirúrgica, 54
Assepsia médica, 54
Assimétrica, 223t
AST. *ver* Aspartato aminotransferase (AST)
Atelectasia, 225
Atenção, 107
Atestado de óbito, 340
Ateu, autópsias, enterro *versus* cremação, e doações de órgãos, 344t-345t
Atividade, 77, 105-106
  doença de Addison, 247t
Atriotomia, 309
Atrito, 224
Aumento calórico, 256t
Aura, 180
Ausculta, 83, 92
  cardíaca, 210, 210f
  padrões para, 221, 221f
Autoconceito, 107
Autocuidado, 106
Autoestima, 107
Autopercepção, 78, 107
Autópsia, 341, 344t-345t
Avaliação cardíaca, básica, 208-209
Avaliação cardiovascular, 82
Avaliação cultural, 79-80
Avaliação da função motora, 186t
Avaliação espiritual, 80-81
Avaliação física, 81-83
  técnicas, 83
Avaliação funcional, 77-79
Avaliação gastrointestinal, 82

Índice 349

Avaliação geniturinária, 82-83
Avaliação musculoesquelética, 82
Avaliação neurológica, 82
Avaliação respiratória, 82
Avental, 56

B

Bactérias comuns, 61. *ver também* bactéria específicas
Baha'i, autópsias, enterro *versus* cremação, e doações de órgãos em, 344t-345t
Baqueteamento, 120f
Barganha/negociação, 330, 332
Bário, 297
Basófilos, valores de referência para, 286t-288t
Betabloqueadores, 183t-184t
Biguanidas, 244t-245t
Bilirrubina, valores de referência para, 286t-288t
Biofeedback, 191
Biópsia, 297, 309
Biópsia de medula óssea, 297
Biotransformação, 32
Bloqueio de nervos, 192
Boca, 136t-137t
Bolha, 122t
Bradipneia, 223t
Bromidrose, 121t
Broncoplastia, 309
Broncoscopia, 297
Broncotomia, 309
Broncovesicular, 222
Brônquica, 222
Bronquiectasia, 225
Bronquite, 225
Bruxismo, 182
Budismo, 336
Budistas, autópsias, enterro *versus* cremação, e doações de órgãos em, 344t-345t
Bulimia, 323
BUN. *ver* Nitrogênio da ureia / Ureia (BUN)

C

Cabelo, avaliação dos, 82
Cadeia, 54
Cafeína, 183t–184t
Câimbras de calor, 87
Cálcio, 254t

valores do intervalo de referência para, 286t-288t
Cálculos, 31
força da solução, 31
microgotas, 31
pediátricos, 31, 31f
taxas de gotejamento IV, 31
Calor, 164, 191
Cambojanos, autópsias, enterro *versus* cremação, e doações de órgãos em, 344t-345t
Câncer
colo do útero, 283t
ovário, 283t
pênis, 282t
útero, 283t
Cânula, 232
Capacidade pulmonar total (CPT), 234t
Capacidade residual funcional (CRF), 234t
Capacidade vital (CV), 234t
Características da urina, 275t
descoloração, 276
Características das fezes, 261t
comida e, 262
Carbamazepina, 40
Carboidrato, 253t
Cardiologista, como médico especialista, 18
Caso do legista, 340
Catárticos, 262
Cateteres urinários, 276-277
infecções, 277
tipos de, 277t
Cateterismo cardíaco, 297
Católicos (Ortodoxos), autópsias, o enterro contra a cremação, e doações de órgãos em, 344t-345t
Católicos Romanos, 336
autópsias, enterro *versus* cremação, e doações de órgãos em, 344t-345t
Cavidades corporais, 25, 25f-26f
Caxumba, 66
Celecoxib (Celebrex®), 194t-195t
Cerebelo, 178t-179t
Cérebro
escaneamento do, 297
estruturas do, 175, 175f
Cetoacidose diabética, 238t, 242t
CF. *ver* Fibrose cística (FC)

350 *Índice*

Chineses, autópsias, enterro *versus* cremação, e doações de órgãos em, 344t–345t
Choque, 327
Cianose, 121t
Cicatriz, 122t
Ciclo circadiano, 86
Ciclo do sono, no delírio e demência, 322t
Ciclosporina, 41
Cientista Cristão, autópsias, enterro *versus* cremação, e doações de órgãos em, 344t-345t
Ciganos, autópsias, enterro *versus* cremação, e doações de órgãos em, 344t–345t
Cimetidina, 281
Cintilografia óssea, 297
Circulação, 77
Cirurgião, como médico especialista, 18
Cirurgião cardíaco, como médico especialista, 18
Cirurgião plástico, como médico especialista, 18
Cirurgião torácico, como médico especialista, 19
Cistectomia, 309
Cisto, 122t
Cisto de ovário, 283t
Cistocele, 283t
Cistoplastia, 309
Cistoscopia, 297
CK. *ver* Creatina fosfoquinase (CK)
Clamídia, 64
Classificação, 32
Clínico geral, como médico especialista, 18
Clonus do tornozelo, 188t
Cloreto, 254t
  valores de referência para, 286t–288t
Clostridium difficile, 59
Coagulação, 286t-288t
Cobertura ocular, 56
Codeína, 194t-195t
Cognição, 107
Coiloníquia (unhas em colher), 120f
Colangiografia, 297
Colangiopancreatografia retrógrada endoscópica (CPRE), 297
Colecistectomia, 309
Colecistografia, 297
Colectomia, 309
Coledococtomia, 309

Colesterol: LDL, 286t-288t
Colesterol, valores de referência para, 286t-288t
Colonização, 54
Colonoscopia, 297
Colostomia
  descendente, 265-266, 266f
  sigmoide, 265-266, 266f
  transversal, 264-265, 265f
Colposcopia, 298
Comatose/coma, 175
Compatibilidade medicamentosa, 42t
Comprimento, 30
Comprometimento cognitivo, 204
  em idosos, 37-39
Comunicação, 107
  com idosos, 204
  considerações especiais, 203-204
Conduto do cólon, 266-267, 267f
Conforto, 112
Confucionismo, 336
Consciência, delírio e demência, 322t
Consciência, níveis de, 175
Considerações legais, 340-341
Constipação, 258-259
Contagem de reticulócitos, 286t-288t
Contaminação, 54
Contenções, 320-322
  tipos de, 320
Contra-tração, 145
Convalescença, 55
Conversões de altura, 96t-97t
  Metropolitana, 98t-99t
Conversões de peso, 96t-97t
  Metropolitan, 98t-99t
Conversões métricas caseiras, 31
Conversões quilograma para libra, 31
Convulsão, 180, 326
  após, 181-182
  assistência ao paciente, 180-182
  ausência, 180
  do tipo grande mal, 326
  do tipo pequeno mal, 326
  durante, 181
  equipamentos e procedimentos para, 180-181
  febril, 180
  parciais simples, 180
  parcial complexa, 180
  parcial, 180
  terminologia, 180
  tônico-clônica generalizada, 180

Índice **351**

Coqueluche, 68
Coração
 ataque, 325
 estruturas, 207, 207f
 sons, anormal, 211
Coreanos, autópsias, enterro *versus*
 cremação, e doações de órgãos em,
 344t-345t
Cores, prefixos, 16
Corticosteroides, 281
CPR, 56
Craniectomia, 309
Crânio
 vista frontal, 142f
 vista lateral, 143f
Cranioplastia, 309
Creatina fosfoquinase (CK), 286t-288t
Creatinina (Cr), valores de referência
 para, 286t-288t
Cremação, 344t-345t
Crenças, 79, 110
Crepitações, 224
Crescimento, 112
Crise parcial, 180
Cristão, autópsias, enterro *versus*
 cremação, e doações de órgãos em,
 344t-345t
Crosta, 122t
Cuidado das lentes de contato, 198t,
 201t
Cuidados de enfermagem cirúrgica,
 301-314
 antes da cirurgia e, 302-303
 após a cirurgia, 306
 sistemas do corpo, 307-308
Cuidados pessoais, morte e, 334
Culdoscopia, 298
Cultura, 298
Cultura da ferida, 70t-72t
Cultura da urina, 70t-72t, 278
Cultura de fezes, 70t-72t
Curativos, 308t
Curetagem, 298

D

Dados demográaficos 76
Dalteparina, 295t-296t
Decúbito dorsal (posição supina),
 123f-125f, 165, 167t-170t
Defeito do septo ventricular, 211t
Deficiência auditiva, 203
Deficiência física, 203

Delírio/*Delirium*, 322t
Demência, 322t
Densitometria óssea, 297
Depressão, 323, 331, 333
Dermatologista, como médico
 especialista, 19
Dermoabrasão, 309
Derrame pleural, 226
Desequilíbrio eletrolítico, 291-293
Desequilíbrios de volume hídrico,
 293-295
 deficiência, 293
 excesso, 293
 volumes comuns, 294
Desipramina, 41
Desnutrição, 256-258
Desvio urinário, 266-267, 267f
Diabetes, 237-239, 237t
Diaforese, 121t
Diagnósticos de enfermagem, 103-112
Diarreia, 259
Diástole, 94, 211
Diclofenaco (Voltaren®), 194t-195t
Dietas, 251t
Diferença genética, 32
Digestão, 104
Digitoxina, 212t-213t
Digoxina, 41, 183t-184t, 212t-213t
Dilatação, 298
Dióxido de carbono (CO_2), valores de
 referência, 286t-288t
Dipiridamol, 295t–296t
Direções, 27, 27f
Direções do olhar, 197-198, 197f
Direitos, para administração segura de
 medicamentos, 35
Dirty/Sujo, 54
Disopiramida, 41
Dispneia, 223t
Disposição final, do corpo, 340
Dispositivos de acesso venoso, rubor,
 45t-46t
Distração, 191
Distribuição, 32
Distúrbios funcionais, 247
Distúrbios reprodutivos femininos, 283t
Distúrbios reprodutivos masculinos, 282t
Distúrbios térmicos, 87
Disúria, 273t
Diuréticos, 183t-184t, 281
Doação de tecido mole, 346
Doação óssea, 346

352 Índice

Doações de órgãos, 340, 344t-345t, 346
Doações de tecidos, 346
Dobutamina, 212t-213t
Documentação, 101-118, 340
eficaz, 102
objetivos, 102-103
resultados, 102-103
Doença, 54, 55
infecciosa, 64-68
intersticial pulmonar, 226
Doença atual, 76
Doença pulmonar intersticial (DIP), 226
Doenças infecciosas, 64-68
Dopamina, 212t-213t
Doppler, 298
Dor
avaliação da, 189-190
escalas de avaliação da, 191, 191f
não oncológica, 192-195
tratamentos não farmacológicos da,
191-192
Dorso do pé, 215
Drenagem postural, posições para,
227t-232t
Drogas destrutivas, 35
Duração, 32

E

Ecocardiografia, 298
Edema, 121t
escala de graduação, 215
pulmonar, 227-232
Efeitos colaterais, 32
Eletrocardiograma, 298
Eletroconvulsoterapia, 324
Eletroencefalografia (EEG), 298
Eletrólitos da urina, 286t-288t
Eletromiografia (EMG), 298
Eliminação, 77, 105
Eliminação da creatinina, 278
Eliminação intestinal, 258-261
Embolia gordurosa, por fraturas, 145t
Embolia pulmonar, 325-326
devido a fraturas, 145t
Embolização, 309
Emergências, 325-326
EMG. Ver Eletromiografia (EMG)
Emoções, 86
EMR. ver Registro médico eletrônico
(EMR)
Endocrinologista, como médico
especialista, 19

Endometriose, 283t
Endoscopia, 298
Enemas, 263
Enfisema, 226
Enfrentamento, 78, 109
Enoxaparina, 295t–296t
Enterococcus, 59
resistente à vancomicina, 59
Enterro, 344t-345t
Entrevista com o paciente, 76
estratégias, 79
Enurese noturna, 182
Enxerto, 309
Enzimas cardíacas, 286t-288t
Enzimas hepáticas, 286t-288t
Eosinófilos, valores de referência para,
286t-288t
Epididimite, 282t
Epilepsia, 180
Epilepsia parcial complexa, 180
Epinefrina, 212t-213t
Equilíbrio energético, 105
Equimose, 121t
Erosão, 122t
Escala, 122t
Escala de Braden, 130t-135t
Escala de classificação de reflexos, 188t
Escala de coma de Glasgow, 176t-177t
Escala de flebite, 40, 40t
Escala de infiltração, 39, 39t
Escala de Inteligência *Wechsler*, 324
Escala de sedação, 184
Escherichia coli, 59
Esofagectomia, 309
Esofagoplastia, 309
Especialidades de enfermagem, 22
Espécimes, 56
técnicas de coleta, 70t-72t
Espermatocele, 282t
Esplenorrafia, 310
Esplenotomia, 310
Esquizofrenia, 323
Estado de mal epiléptico (SE), 180
Estado pós-ictal, 180
Estado respiratório, perguntas de
avaliação, 224
Estado vegetativo persistente, 341
Estenose aórtica, 211t
Estenose mitral, 211t
Estenose pulmonar, 211t
Estéril, 54
Estertores, sons, 224

Índice **353**

Estimulação elétrica nervosa transcutânea (TENS), 192
Estimulantes, 183t-184t
Estreptoquinase, 295t–296t
Estresse, 78
  neurocomportamental, 109
  temperatura, 84
  tolerância, 109
Estresse neurocomportamental, 109
Estridor, 223t
Estriol, 278
Estroma, 55
Estudo com bário, 297
Estupor, 175
Etiologia, 54
Etossuximida, 40
Eversão, 156t
Exame de Papanicolau, 299
Exame de urina/urinálise, 278
Exames de sangue, 297
Excreção, 32
Exercício, 77
  e temperatura, 84
Expansores de volume, 313
Extensão, 156t, 157f-163f
Extravasamento, 56

F

Fahrenheit, conversão usada para, 84, 88t–90t
Farmácia, 115
Fármaco respiratório, 41
Farmacocinética, 32
Fármacos. *ver também* fármacos específicos
  ações em idosos, 38t
  administração, 42, 42t
  interações fármaco-alimentos, 37
  interações medicamentosas, 36
  preparações, 34
  reações, 318
  segurança, 35
Fármacos cardíacos, 281
Fármacos cardiovasculares, 37, 41, 212t-213t
Fármacos comuns terminologia, 32-34
Fármacos curativos, 34
Fármacos endócrinas, 281
Fármacos neurológicos, 281
Fármacos restauradores, 35
Fármacos terapêuticos, 34

requisitos de nível de fármaco no soro, 40-41
Fasciectomia, 310
Fascioplastia, 310
Febre tifoide, 67
Fenitoína, 41
Fenobarbital, 41
Fenoprofeno (Nalfon®), 194t-195t
Fentanil, 194t-195t
Ferro, 254t
Ferro ou ferritina, deficiência (Fe), 286t-288t
Fibrose, 55
Fibrose cística (CF), 226
Filipinos, autópsias, enterro *versus* cremação, e doações de órgãos em, 344t-345t
Fissura, 122t
Flebectomia, 310
Fleboplastia, 310
Flecainida, 41
Flexão dorsal, 157f-163f
Flexão lateral, 157f-163f
Flexão plantar, 157f-163f
Flexão radial, 157f-163f
Flexão ulnar, 157f-163f
Fluidos corporais, prefixos de, 16
Fluoroscopia, 298
Fobia, 323
Fonte, 54
Força, do músculo, 153t
Forma, 33
Fosfatase alcalina (ALP), valores de referência para, 286t-288t
Fósforo, 254t
Fósforo, valores de referência para, 286t-288t
Fraturas
  complicações das, 145t
  tipos de, 144-145
Frequência, padrão miccional, 273t
Frequência cardíaca, imobilidade e, 154
Frio, 164-165, 191
FSP. *ver* Produtos de degradação do fibrinogênio (FSP)
Função, 78
  cuidador, 108
  desempenho, 108
  relacionamentos, 108
Função cerebelar, 176-177, 176t-177t
Função cerebral, 176
Função gastrointestinal, 105

354 Índice

Função neurológica, 176-177
  deficiências, 178t-179t
Função tegumentar, 105
Função urinária, 105
Funções pulmonares, 234t
  teste, 298

G

Gangrena gasosa, devido a fraturas, 145t
Gases sanguíneos arteriais (ABG), 290–291, 297
  pós, 291
  preparo, 290
Gastrectomia, 310
Gastroenterologista, como médico especialista, 19
Gastroplastia, 310
Geneticista, como médico especialista, 19
Gengiva, 136t-137t
Gentamicina, 40
Genupeitoral (posição), 165, 167t-170t
Gerontologista, como médico especialista, 19
Ginecologista, como médico especialista, 19
Glândula pituitária, 247
Glândula tireoide, 248, 286t-288t
Glândulas adrenais suprarrenais, 246
Glicose, valores de referência para, 286t-288t
Góbulos brancos (leucócitos), valores de referência para, 286t-288t
Gonorreia, 65
GTT. *ver* Teste de tolerância à glicose (GTT)

H

Hasidim, 344t-345t
HDL. *ver* Lipoproteína de alta densidade (HDL)
Hemácia
  alternativas, 312-314
  tabela de compatibilidade, 311t
  transfusões, 311-312
Hemácias, valores de referência para, 286t-288t
Hematócrito (Hct), valores de referência para, 286t-288t
Hematologista, como médico especialista, 19
Hemocultura, 70t-72t, 298

Hemoglobina (Hb), valores do intervalo de referência para, 286t-288t
Hemograma completo, 286t-288t
Hemorragia, 317
Hemorragia de Splinter, 120f
Hemorragia interna, técnicas para localizar e interrupção, 314
Hemostasia, fármacos que afetam, 295t-296t
Heparina, 295t-296t
Hepatite A, 65
Hepatite B, 65
Hepatite C, 65
Hepatite D, 65
Hepatite E, 65
Herpes-zóster, 64
Hidratação, 104
Hidrocele, 282t
Hidromorfona (Dilaudid®), 194t-195t
17-Hidroxicorticosteroide, 278
Higiene das mãos, 58
Hindu, 336
  autópsias, enterro *versus* cremação, e doações de órgãos em, 344t-345t
  oração para a cura do corpo e do espírito, 339
Hipercalcemia, 292
Hipercalemia, 291
Hiperceratose, 122t
Hipercloremia, 292
Hiperextensão, 156, 157f-163f
Hiperfosfatemia, 293
Hipermagnesemia, 292
Hipernatremia, 291
Hiperpituitarismo, 247
Hiperpneia, 223t
Hipertermia, 88
Hipertireoidismo, 249t
Hipertrofia prostática benigna, 282t
Hiperventilação, 223t
  sinais e sintomas de, 222
Hipervolemia, 293
Hipnóticos, 183t-184t
Hipocalcemia, 291-292
Hipocalemia, 291
Hipocloremia, 292
Hipofisectomia, 247
Hipofosfatemia, 293
Hipoglicemiantes, 281
Hipoglicemiantes orais, 244t-245t
Hipomagnesemia, 292
Hiponatremia, 291

Índice 355

Hipopituitarismo, 247
Hipotermia, 88
Hipotireoidismo, 249t
Hipoventilação, sinais e sintomas de, 222
Hipovolemia, 293
Hipóxia, sinais e sintomas de, 222-223
Hirsutismo, 121t
Hispânico, autópsias, enterro *versus* cremação, e doações de órgãos em, 344t-345t
Histerectomia, 310
História
  cardíaca, 209
  médica familiar, 76
  saúde, 76
  sexual, 280
  sono do paciente, 182
Hmong, autópsias, enterro *versus* cremação, e doações de órgãos em, 344t-345t
Holter (monitor), 299
Hormônio estimulante da tireoide (TSH)/ Hormônio tireoestimulante, valores de referência para, 286t-288t
Hormônios, 86
  e temperatura, 84

I

Ibuprofeno, 194t–195t, 295t–296t
Icterícia, 121t
Idade, e temperatura, 84
Idiossincrasia, 32
Idosos
  ações de fármacos em, 38t
  comprometimento cognitivo em, 37-39
  comunicação com, 204
IgA, 73
IgD, 73
IgE, 73
IgG, 73
IgM, 73
Íleo, 260-261
Ileostomia, 263-264, 264f
  continente, 267-268, 268f
Imagem corporal, 107
Imagens, 192
Imipramina, 41
Imobilidade, 153-155
Impactação, 259
Impulso máximo, ponto de, 210, 210f
Imunidade, 54

ativa, 73
passiva, 73
tipos de, 73
Incontinência, 259, 273t
Incontinência urinária, 274t
Incubação, 55
Indometacina, 194t-195t
Infecção, 110
  cateteres urinários, 277
  controle, 53-73
  convalescença, 55
  definição, 54
  doença, 55
  fases da, 55
  incubação, 55
  por fraturas, 145t
  pródromo, 55
  sexualmente transmissível, 284t
Infecção fúngica, 86
Infecção hospitalar, 54
Infecções sexualmente transmissíveis, 284t
Influenza, 68-80
Inibidores da allfa-glicosidase, 244t–245t
Injeções
  ângulos, 47f
  deltoide, 50f
  guia, 44t
  intradérmica, 47f
  intramuscular, 47f-48f
  subcutânea, 47f, 49f
  vasto lateral, 50f
  ventroglútea, 51f
Injeções subcutâneas
  ângulo de, 47f
  locais para, 49f
Insolação, 87
Insônia inicial, 182
Insônia intermitente, 182
Insônia terminal, 182
Inspeção, 83
Insulina, 239-245
  canetas, 243
  informações do paciente, 241-242
  mista, 239-240
  reação, 238t, 242t
  terapia, 324
  tipos, 242t
Intensivista, como médico especialista, 19
Interações, 32

356 Índice

Intervalo aniônico, valores de referência para, 286t-288t
Intestinal, alteração, imobilidade e, 153
Inventário de depressão de Beck / Beck Depression Inventory, 324
Inversão, 156t
Iodo, 254t
Islâmicos, autópsias, enterro *versus* cremação, e doações de órgãos em, 344t-345t
Isoenzima CK-MB CK, 286t-288t
Isoproterenol, 212t-213t
IVP. *ver* Urografia excretora (PIV)

J

Japoneses, autópsias, enterro *versus* cremação, e doações de órgãos em, 344t-345t
Judaísmo
conservadores e ortodoxos, 336, 344t-345t

K

Kanamicina, 40
Ketorolac, 194t-195t, 295t-296t
Korotkoff, 94
Kwashiorkor, 256-258

L

Lábios, 136t-137t
Lactato desidrogenase (LDH), 286t-288t
Ladainha, para preservação do eu interior e da terra, 338
Laminectomia, 310
Laos, autópsias, enterro *versus* cremação, e doações de órgãos em, 344t-345t
Laparoscopia, 299
Laringectomia, 310
Laringoplastia, 310
Lateral (decúbito) Posição Lateral, 166
Lateral esquerda, 165
Lavagem das mãos, 56
LDH. *ver* Lactato desidrogenase (LDH)
LDL. *ver* Lipoproteína de baixa densidade (LDL)
Leito ungueal, anormalidades do, 120f
Lesão física, 110-111
Lesão tecidual profunda, suspeita, 129
Lesões de pele
primária, 122t
secundária, 122t
Letárgico, 175

Levorfanol, 194t-195t
Lidocaína, 41
Limpo, 54
Linfangiectomia, 310
Linfócitos, valores de referência para, 286t-288t
Língua, 136t-137t
Linguagem de sinais
alfabeto, 202, 202f
números, 203-204, 203f
Linhas do Beau, 120f
Lipase, valores do intervalo de referência para, 286t-288t
Lipídios, 286t-288t
Lipoproteína de alta densidade (HDL), valores de referência para, 286t-288t
Lipoproteína de baixa densidade (LDL), valores de referência para, 286t-288t
Liquenificação, 122t
Lítio, 41
Litotomia, 167t-170t
Litotomia dorsal, 165, 167t-170t
Lobo frontal, 178t-179t
Lobo occipital, 178t-179t
Lobo parietal, 178t-179t
Lobo temporal, 178t-179t
Lobotomia pré-frontal, 324
Luteranos, 336
Luvas, 56

M

Mácula, 122t
Magnésio, 254t
Magnésio (Mg), valores de referência para, 286t-288t
Mamografia, 299
Manchas da Mongólia, 121t
Manguito, 95
Mania, 323
Maníaco-depressivo, 323
Marasmo, 256
Máscara, 56
Máscara de respiração parcial, 233
Máscara não reinalante, 233-234
Máscara simples, 233
Massagem, 171, 171f, 192
técnica, 171
Mastectomia radical, 310
Mastopexia, 310
Medicamentos, 76. *ver também* Cálculos e administração de medicamentos específicos, 29

Índice **357**

definição, 32
desempenho sexual, 281-284
erros, 36
Medicamentos de suporte, 34
Medicamentos gastrointestinais, 281-284
Medicamentos paliativos, 34
Medicina, 115
Médico legista, como médico especialista, 19
Médicos especialistas, 18-20
Medidas equivalentes, 30-31
    regime de economia caseira, 31
    sistema de medida farmacêutica, 30
    sistema métrico, 30
Meglitinidas, 244t-245t
Meia-vida, 32
Memória, no delírio e demência, 322t
Meningite, 66
Menonitas, autópsias, enterro *versus*
    cremação, e doações de órgãos em,
    344t-345t
Mentol, 192
Meperidina (Demerol®), 183t-184t,
    194t-195t
Metabolismo, 104
Metadona, 194t-195t
Microgotas, cálculo, 31
Mielografia, 299
Milrinona, 212t-213t
Minerais, 254t
Modificação do comportamento, 324
Monócitos, valores de referência para,
    286t-288t
Mononucleose, 66
Morfina, 183t-184t, 194t-195t
Mórmon, 337
    autópsias, enterro *versus* cremação, e
        doações de órgãos em, 344t-345t
Morte, 342-345. *ver também* Morrendo
    intervenções de enfermagem, 334-335
    momento da declaração de, 340
Morte/morrer
    considerações legais em, 340-341
    cuidado de, 329-346
    fases de, 330-331
    interação do paciente, 332-333
    intervenções de enfermagem, 334-335
    preparo da família, 335
    religião e, 336-337
MRI. *ver* Ressonância magnética (MRI)
MRSA. *ver Staphylococcus aureus* resistente
    à meticilina (MRSA)

Muçulmanos, 337
Mudanças ortostáticas, 94
Murmúrios, 211t
    escala de classificação, 211
Músculo superficial anterior, 150f
Músculos faciais laterais, 152f
Músculos superficiais posteriores, 151f
Mycobacterium tuberculosis, 60

N

Nabumetona (Relafen®), 194t-195t
Nanismo, 247
Não benzodiazepínicos, 183t–184t
Não ressuscitar, 340
Naproxeno, 194t–195t
Narcolepsia, 182
Narcóticos, 183t–184t
Necessidades especiais, a morte e, 334
Necrose pós-parto, 247
Nefrectomia, 310
Negação, 330, 332
Neonatologista, como médico
    especialista, 19
Neoplasia, 226
Nervo abducente, 187t
Nervo facial, 187t
Nervo glossofaríngeo, 187t
Nervo hipoglosso, 187t
Nervo oculomotor, 187t
Nervo olfativo, 187t
Nervo óptico, 187t
Nervo trigêmeo, 187t
Nervo troclear, IV nervo craniano, 187t
Nervo vago, 187t
Nervos cranianos, 176, 187t
Nervos espinhais, 185f
Neurocirurgião, como médico
    especialista, 19
Neurologista, como médico especialista,
    19
Neutrófilos, valores de referência para,
    286t-288t
Niacina, 255t
Nitroglicerina, 212t–213t
Níveis de fármacos no soro (sérico),
    requisitos, 40-41
Noctúria/nictúria, 273t
Nódulo, 122t
Norepinefrina, 212t-213t
Nortriptilina, 41
Nutrição, 77, 104
Nutrientes, 253t

358 *Índice*

O

Obnubilado, 175
Obstetrícia, como médico especialista, 19
Obstrução, 260
Óculos, 201t
Oftalmologista, como médico
  especialista, 19
Olho artificial, 201t
Olhos, 196, 196f
Oligúria, 273t
Oncologista, como médico especialista,
  19
Ooforectomia, 310
Ooforoplastia, 310
Oração, para confiança tranquila, 338
Oração judaica, 338
Oração muçulmana de cura, 339
Orações religiosas, 338-339
Organizações de enfermagem, 22
Organizações médicas, 21
Orientação, 107
  no delírio e demência, 322t
Orquidoplastia, 310
Orquiectomia, 310
Ortodoxo russo, 336
  autópsias, enterro *versus* cremação, e
    doações de órgãos no, 344t–345t
Ortodoxos orientais, 336
  autópsias, enterro *versus* cremação, e
    doações de órgãos em, 344t-345t
Ortopedia, como médico especialista, 19
Osmolaridade, valores de referência
  para, 286t-288t
Ossos, do crânio, 142f-143f
Osteoclasia, 310
Ostomias, 263-269
Otorrinolaringologista, como médico
  especialista, 20
Ouvido, 200–201, 200f
Oxicodona com acetaminofeno
  (Percocet®), 194t-195t
Oxigenação (PaO₂), 290
Oxigenioterapia/Oxigenoterapia/Terapia
  com oxigênio, 232-234
Oximetria, 299

P

Paciente
  confuso, 319-322
  segurança, 315-326
  transporte, 56
Padrões, 33

Padrões de febre, 87
Padrões urinários, alterados, 273t
Palpação, 83
  padrões para, 221, 221f
Papéis de cuidador, 108
Pápula, 122t
Parada cardíaca, 326
Paranoia, 323
Parênquima, 55
Paroníquia, 120f
Patógenos resistentes aos antibióticos, 60
  prevenção de, 60
Patologista, como médico especialista, 20
Pediatra, como médico especialista, 20
Pele, avaliação da, 82
Pensamento, no delírio e demência, 322t
Pentoxifilina, 295t-296t
Percepção, 107-108
  delírio e demência, 322t
Percepções de saúde, 77
Percussão, 83
Perda de sangue, técnicas limitantes,
  durante a cirurgia, 313
Perfusão tecidual, 216t
Pericardiectomia, 310
Periodonto, 136t-137t
Peso
  em regime farmacêutico doméstico, 30
  no sistema métrico, 30
Petéquias, 121t
Pico, 33
Pielografia, 299
Piroxicam (Feldene®), 194t-195t
Placa, 122t
Planos, 27, 27f
Planos de saúde, 114t
  desenvolvimento, 113
  individualizados, 113
Plaquetas, valores de referência para,
  286t-288t
Platô, 33
Plavix, 295t-296t
Pneumologista, como médico
  especialista, 20
Pneumonectomia ou pneumectomia,
  310
Pneumonia, 66, 226
Pneumotórax, 227
Pólio, 66
Pólipos cervicais, 283t
Poliúria, 273t
Ponto apical, 91f, 214

Índice 359

Ponto braquial, 91f, 214
Ponto carotideo, 91f, 214
Ponto dorsal do pé, 91f
Ponto femoral, 91f, 214
Ponto poplíteo, 91f, 214
Ponto radial, 91f, 214
Ponto temporal, 91f, 214
Ponto tibial posterior, 91f, 215
Ponto ulnar, 91f, 214
Pontos de pressão, 123f-125f
Pontos de referência da parede torácica,
    220, 220f
Porta de entrada e saída
    (microorganismos), 54
Pós-morte, 341
Posição de Fowler, 123f-125f, 165
Posição de Sims, 167t-170t
Posição lateral, 123f-125f
Posição prona, 123f-125f, 166, 167t-170t
Posição sentada, 123f-125f, 167t-170t
Posicionamento, 165-171, 167t-170t,
    192
Potássio, 254t
    valores de referência para, 286t-288t
PP. ver Pulso paradoxal (PP)
Precauções ambientais, 58
Precauções (isolamentos), 57
    aerossóis, 57
    baseada na transmissão, 57
    contato, 58
    gotículas, 57
    padrão, 57
    tipos de 57-58,
Prefixos, 13-16
Preparações cirúrgicas para a pele,
    304f-305f
Preparações para a pele, cirurgia,
    304f-305f
Pressão, 192
Pressão arterial/pressão sanguínea, 93-97
    média,93
    ortostática, 93
    postural, 93
Pressão de pulso, 94
Primeiro som cardíaco, 208
Primidona, 41
Princípios de vida, 110
Problema visual, 203
Problemas de coagulação, agentes
    hemostáticos para, 313
Procainamida, 41

Procedimento de sustentação da vida,
    340
Procedimentos cirúrgicos, 309-310
Procedimentos de múltiplos órgãos, 346
    notas especiais sobre, 346
Processo de enfermagem, 102
Processo inflamatório, 55
Processos defensivos, 111
Proctoscopia, 299
Procuração, para cuidados de saúde, 341
Pródromo, 55
Produtos de degradação do fibrinogênio
    (FSP), valores de referência para,
    286t-288t
Produtos químicos, prefixos, 16
Progressão, 87
Prolapso uterino, 283t
Promoção da saúde, 103
Pronação, 156t, 157f-163f
Prontuário eletrônico do paciente (PEP),
    117
Pronunciamento, 341
Propoxifeno (Darvon®), 194t–195t
Propranolol, 41
Prostatite, 282t
Proteção, 110–112
Proteína, 253t
Prova cruzada, na transfusão de
    eritrócitos, 311
Psicose, 323
Psicose alcoólica, 323
Psicossomático, 323
Psicoterapias, 324
Psicotrópicos, 37
Psiquiatra, como médico especialista, 20
PT. ver Tempo de protrombina (PT)
PTCA. ver Angioplastia coronária
    transluminal percutânea (PTCA)
PTT. ver Tempo de tromboplastina parcial
    (PTT)
Pulmões
    anormalidades dos, 223t
    doenças comuns, 225-232
    estruturas dos, 219f
    intersticial, doença, 226
Pulso, 90-91
    avaliação, 90-91, 214
    escala de graduação, 215, 216t
    limites aceitáveis, 90
    paradoxal (PP), 90-91
    pontos, 91, 91f
Punção lombar, 299

360 *Índice*

Purulenta, 55
Pústula, 122t

Q

Quaker, autópsias, enterro *versus* cremação, e doações de órgãos em, 344t-345t
Quartos privados, 56
Quedas, 319
  avaliação de, 319
Queloide, 122t
Química do sangue, 286t-288t
Quinidina, 41

R

Radiografias torácicas, 299
Radiologista, como médico especialista, 20
Raiva, 330, 332
Ranitidina, 281
Reação alérgica, 33, 34
Reações de glicose no sangue, 238t
  tratamento para, 239, 239t
Reflexo de Babinski, 188t
Reflexo de Brudzinski, 188t
Reflexo de Chaddock, 188t
Reflexo de Gordon, 188t
Reflexo de Hoffmann, 188t
Reflexo de Kernig, 188t
Reflexo de Oppenheim, 188t
Reflexos, tipos de, 188t
Reforma e Liberal, 336, 344t-345t
Regeneração, 55
Regiões do corpo, 23
  anterior, 23f
  posterior, 24f
Registros orientados pela fonte, 116
Registros orientados pelo problema, 116
Regurgitação aórtica, 211t
Regurgitação mitral, 211t
Relacionamentos, 78
Relações familiares, 108
Relatório de mudança de turno/ passagem de plantão, 118
Relaxamento, 192
Repouso, 105-106
Reprodução, 108
Reservatório, 54
Residual, padrão miccional, 273t
Respiração, 77, 92-93
  agônica, 92
  apnêustica, 92

atáxica, 92
avaliações, 92
de Biot, 93
de Cheyne-Stokes, 93
de Kussmaul, 93, 223t
limites aceitáveis, 92
Resposta cardiovascular, 106
Ressonância magnética (MRI), 299
Retenção urinária, 273t
Reteplase, 295t-296t
Retinol, 255t
Retocele, 283t
Reumatologista, como médico especialista, 20
Revascularização do miocárdio (CRM), 310
Riboflavina, 255t
Rinoplastia, 310
Riscos ambientais, 111
Ritmo bigeminado, 90
Rituais religiosos de morte, 336-337
Ronco, 224
Rotação, 156t, 157f-163f
  para dentro, 157f-163f
  para fora, 157f-163f
Rubéola, 64

S

S1, som cardíaco, 211
S1 S2 S3, som cardíaco, 211
S2, som cardíaco, 211
S3, som cardíaco, 211
S4 S1 S2, som cardíaco, 211
Salicilato, 194t-195t
Saliva, 136t-137t
Salmonella, 60
Salmonelose, 67
Sangramento, 317
  agentes hemostáticos para, 313
Sangue
  antes de administrar ao paciente, 311-312
  reações, na transfusão, 312
Sanguíneo, 55
Sarampo, 66
Saturação (SO₂), 290
SBFT. *ver* Intestino delgado *follow-through* (SBFT)
SE. *ver* Estado de mal epiléptico (SE)
Segundo som cardíaco, 208-209
Segurança, 110-112
  admissão, 316

Índice **361**

contínua, 316
de fármacos, 35
fogo, 325
paciente, 315-326
Semicomatoso, 175
Sensação, 107
Sensibilidade, 298
Sensibilidade de urina, 278
Sensorial, 78
Série GI, 299
Serosa, 55
Sexualidade, 79, 108
Sibilos, 224
Sífilis, 67
Sigmoidoscopia, 300
Sikhismo, autópsias, enterro *versus* cremação, e doações de órgãos em, 344t-345t
Símbolos, 18
Sims (posição), 166
Sinais vitais, aferição, 88-90
Síncope, 318
Síndrome de Cushing, 247t
Síndrome de Korsakoff, 323
Síndrome do compartimento, fraturas, 145t
Sirolimus, 41
Sistema circulatório, 205-215
Sistema digestivo, 249-269
estruturas associadas, 250-256, 250f
Sistema endócrino, 235-248
glândulas, 236, 236f
Sistema esquelético, 139-147
anterior, vista, 140f
vista posterior, 141f
Sistema metabólico, imobilidade e, 154
Sistema métrico, 30
comprimento, 30
conversões domésticas-métrica, 30
conversões farmacêuticas para métricas, 30
conversões métricas para farmacêuticas, 30
peso, 30
volume, 30
Sistema muscular, 149-171
anterior superficial, 150f
força, 153t
lateral facial, 152f
posterior superficial, 151f
Sistema musculoesquelético
imobilidade e, 154

Sistema nervoso, 173-204
Sistema nervoso central, 185-188, 185f
Sistema reprodutivo, 279-284
distúrbios femininos, 283t
distúrbios masculinos, 282t
Sistema respiratório, 217–234
estruturas do, 218
função de, 105
imobilidade e, 154-155
superior, 218f
Sistema tegumentar, 119
anormalidades do, 121t
imobilidade e, 154
Sistema urinário, 271-278
imobilidade e, 155
órgãos, 272-275, 272f
Sistemas de medida domésticas, 30
peso no, 30
volume de, 30
Sistemas do corpo, cirurgia e, 307-308
Sístole, 94, 211
Situação atual, 76
Sódio, 254t
valores de referência para, 286t-288t
Solução, calculando a força de, 31, 31f
Soluções intravenosas, 294-296
Sonambulismo, 182
Sono, 78, 105
distúrbios do, 182-184
fármacos/drogas e seus efeitos adversos sobre, 183t-184t
história de, 182
privação do, 182
Sons, anormais e acidentais, 224-225
Sons de percussão, 83t
Sons respiratórios
normais, 222
pacientes com sons anormais, 225
Staphylococcus aureus, 60
resistente à meticilina, 560
Staphylococcus aureus resistente à meticilina (MRSA), 560
precauções para, 560
Streptococcus pneumoniae, 60
Streptococcus pyogenes, 60
Substâncias controladas, 33-34
cronograma I, 34
cronograma II, 34
cronograma III, 34
cronograma IV, 34
cronograma V, 34
Substâncias corpóreas, prefixos de, 16

362 Índice

Sufixos, 17
Sulfinpirazona, 295t-296t
Sulfonilureias, 244t-245t
Supinação, 156t, 157f-163f

T

Tacrolimus, 41
Tailandês, autópsias, enterro *versus* cremação, e doações de órgãos em, 344t-345t
Tálio, 300
Tamanho da pupila, 196, 196f
Taoísmo, 337
  autópsias, enterro *versus* cremação, e doações de órgãos em, 344t-345t
Taquipneia, 223t
Taxas de gotejamento IV, cálculo, 31, 31f
Tecido gorduroso, 253t
Temperatura, 83-86, 83t
  conversões, 89t-90t
  fatores que afetam, 84
  métodos de medição, vantagens e desvantagens de, 84t-86t
Tempo de protrombina (PT), valores de referência para, 286t-288t
Tempo de trombina (TT), valores de referência para, 286t-288t
Tempo de tromboplastina parcial (PTT), valores de referência para, 286t-288t
TENS. *ver* Estimulação elétrica nervosa transcutânea (TENS)
Teofilina, 41
Terapêutica, 33
Terapia, 115
Terapia cognitiva, 324
Terapia comportamental, 324
Terapia psicanalítica, 324
Terminologia, 1-27
  abreviaturas, 2-13
  especialidades médicas, 18-20
  organizações de enfermagem, 22
  organizações médicas, 21
  prefixos, 13-16
  símbolos, 18
  sufixos, 17
Termômetro de vidro, tempo necessário para a leitura, 84
Termômetro descartável, tempo necessário de leitura, 84
Termômetro eletrônico, tempo necessário para a leitura, 84

Termômetro retal, distância de inserção para, 84
Termômetro timpânico, tempo necessário para a leitura, 84
Termorregulação, 112
Teste de Apercepção Temática, 324
Teste de esforço, 300
Teste de Rorschach, 324
Teste de tolerância à glicose (GTT), 278, 300
Teste tuberculínico, 300
Testemunha de Jeová, 337
Testes de diagnóstico, 297-300
Testes de urina, 300
  cronometrado, 278
Testes psiquiátricos, 324
Tétano, 67
  devido a fraturas, 145t
Tiamina, 255t
Tiazolidinedionas, 244t-245t
Ticlopidina, 295t-296t
Tipagem, em transfusões de hemácias, 311
Tiroxina (T4), valores de referência para, 286t-288t
Título, 300
Tobramicina, 40
Tolerância, 33
Tomografia computadorizada (TC), 300
Tonsilas, 136t-137t
Toracoplastia, 310
Torção, do cordão espermático, 282t
Tosse, 92
Tóxico, 33
Trabalho social, 115
Tração, 145-146
  da pele, 145
  de Bryant, 146
  de Buck, 146
  de Dunlop, 146
  de Russell, 146
  esquelética, 146
  suspensão, 145
Tramadol (Ultram®), 194t-195t
Tranquilizantes, 281
Transfusões. *ver* Transfusões de hemácias
Transmissão, 55
  precauções de, 57
Transmissíveis, 55
Transtorno de ansiedade, 323
Transtorno de conversão/transtorno conversivo, 323

Índice 363

Transtorno de personalidade, 323
Transtorno dissociativo, 323
Transtornos psiquiátricos, 323
Traqueal, 222
Trendelenburg, 166
  reverso, 166
Tri-iodotironina (T3), absorção de,
  valores de referência para, 286t-288t
Tricúspide (valva atrioventricular
  esquerda), 211t
Triglicerídeos, valores de referência para,
  286t-288t
Troca, 105
Tronco cerebral, 178t-179t
TSH. *ver* Hormônio estimulante da
  tireoide (TSH)
TT. *ver* Tempo de trombina (TT)
Tuberculose, 62, 67
Tumor, 122t

U

Úlcera, 122t
  duodenal, 257t-258t
  gástrica, 257t-258t
  péptica, 257t-258t
  por pressão, 126-137, 130t-135t
Ultrassonografia, 300
Unhas, avaliação das, 82
Ureia (BUN), valores de referência para,
  286t-288t
Uretrite, 282t
Urgência, 273t
Urobilinogênio, 278
Urografia excretora/Pielografia
  Intravenosa (PIV), 299
Urologista, como médico especialista, 20
Uroquinase, 295t-296t
Urostomia continente, 268-269, 269f
Úvula, 136t-137t

V

Valium, 183t-184t
Valores, 79, 110
Valores laboratoriais, 286t-288t
Valvotomia, 310
Valvuloplastia/valvuplastia, 310

Varfarina, 295t–296t
Variáveis fisiológicas, 32
Varicela, 64
Varicocele, 282t
Velocidade, 31
  gotejamento, 31
Velocidade de gotejamento, 31
Venografia, 300
Ventilação (PaCO$_2$), 290
Vesícula, 122t
Vesicular, 222
Vias críticas, 115
Vias de administração, 34
Vibração, 192
Vietnamitas, autópsias, enterro *versus*
  cremação, e doações de órgãos em,
  344t-345t
Violência, 111
Virulência, 55
Vitamina A, 255t
Vitamina B1, 255t
Vitamina B2, 255t
Vitamina B3, 255t
Vitamina B12, 255t
Vitamina C, 255t
Vitamina D, 255t
Vitamina F, 255t
Vitamina K, 255t
Vitiligo, 121t
Volume
  no regime farmacêutico doméstico, 30
  no sistema métrico, 30
Volume corrente (VC), 234t
Volume residual (VR), 234t
Vontade em vida (testemunho vital), 340
VRE. ver *Enterococcus* resistente à
  vancomicina (VRE)

X

Xintoísmo, 337
  autópsias, enterro *versus* cremação, e
    doações de órgãos em, 344t-345t

Z

Zinco, 254t

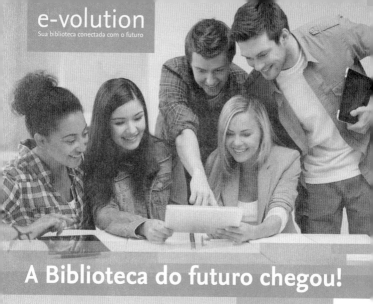

A Biblioteca do futuro chegou!

Conheça o e-volution: a biblioteca virtual multimídia da Elsevier para o aprendizado inteligente, que oferece uma experiência completa de ensino e aprendizagem a todos os usuários.

Conteúdo Confiável
Consagrados títulos Elsevier nas áreas de humanas, exatas e saúde.

Uma experiência muito além do e-book
Amplo conteúdo multimídia que inclui vídeos, animações, banco de imagens para download, testes com perguntas e respostas e muito mais.

Interativo
Realce o conteúdo, faça anotações virtuais e marcações de página. Compartilhe informações por e-mail e redes sociais.

Prático
Aplicativo para acesso mobile e download ilimitado de e-books, que permite acesso a qualquer hora e em qualquer lugar.

www.elsevier.com.br/evolution

Para mais informações consulte o(a) bibliotecário(a) de sua instituição.

Empowering Knowledge   ELSEVIER